BEI GRIN MACHT SICH IHR WISSEN BEZAHLT

AF131153

Bibliografische Information der Deutschen Nationalbibliothek:

Die Deutsche Bibliothek verzeichnet diese Publikation in der Deutschen National-
bibliografie; detaillierte bibliografische Daten sind im Internet über http://dnb.d-
nb.de/ abrufbar.

Impressum:

Copyright © 2015 GRIN Verlag, Open Publishing GmbH
Druck und Bindung: Books on Demand GmbH, Norderstedt Germany
ISBN: 9783668347908

Dieses Buch bei GRIN:

http://www.grin.com/de/e-book/344820/ernaehrungstherapeuten-auf-palliativsta-
tionen-state-of-the-art-und-zukunftskonzepte

Sandra Radina

Ernährungstherapeuten auf Palliativstationen. State of the Art und Zukunftskonzepte

Eine Pilotstudie

GRIN Verlag

GRIN - Your knowledge has value

Der GRIN Verlag publiziert seit 1998 wissenschaftliche Arbeiten von Studenten, Hochschullehrern und anderen Akademikern als eBook und gedrucktes Buch. Die Verlagswebsite www.grin.com ist die ideale Plattform zur Veröffentlichung von Hausarbeiten, Abschlussarbeiten, wissenschaftlichen Aufsätzen, Dissertationen und Fachbüchern.

Besuchen Sie uns im Internet:

http://www.grin.com/

http://www.facebook.com/grincom

http://www.twitter.com/grin_com

DIPLOMA - HOCHSCHULE

Private Fachhochschule Nordhessen

Studiengang Medizinalfachberufe

BACHELOR - THESIS

Ernährungstherapeuten auf Palliativstationen: State of the Art und Zukunftskonzepte – eine Pilotstudie

Wissenschaftliche Arbeit zur Erlangung des akademischen Grades
Bachelor of Arts (B.A.)

vorgelegt von: Sandra Radina, geborene Albert
                    Studienzentrum: Heilbronn

Bearbeitungszeit: 24 Wochen

Abgabe am: 23.12.2015

Inhaltsverzeichnis

Abkürzungsverzeichnis

ASCO	American Society of Clinical Oncology
BMI	Body Mass Index
DA	Diätassistent/in
DGEM	Deutsche Gesellschaft für Ernährungsmedizin e.V.
DGP	Deutsche Gesellschaft für Palliativmedizin
DNQP	Deutsches Netzwerk für Qualitätsentwicklung in der Pflege DRM
	disease-related malnutrition,
	krankheitsspezifische Mangelernährung
E-Bestellung	Essensbestellung
G-DRG	German Diagnosis Related Groups
HOPE	Hospiz- und Palliativerhebung
KS	Krankenschwester
OPS	Operationen- und Prozedurenschlüssel
UK	Universitätsklinikum
WHO	World Health Organization, Weltgesundheitsorganisation
Wo	Woche

Abbildungsverzeichnis

Tabellenverzeichnis

Anlagenverzeichnis

1 Einleitung

1.1 Kennzeichen der Palliativversorgung

1.1.1 Fokus und Patientengut

Im Fokus der palliativmedizinischen Versorgung steht die Verbesserung oder der Erhalt der Lebensqualität von Patienten[1] mit einer nicht heilbaren oder lebensbedrohlichen[2] Erkrankung und deren Angehörigen.[3]

Die Indikation zur Aufklärung und bei Bedarf Durchführung einer palliativmedizinischen Betreuung stellt sich demnach bei Diagnosestellung einer nicht heilbaren beziehungsweise wahrscheinlich nicht heilbaren Erkrankung.[4]

1.1.2 Setting

Eine spezialisierte Palliativversorgung kann ambulant, konsiliarisch im Sinne einer Mitbetreuung und stationär, zum Beispiel im Kontext einer Palliativstation an einem Krankenhaus, erfolgen.

Die Besonderheit liegt in der interdisziplinären Zusammenarbeit verschiedener Professionen.[3] Das Behandlungsteam kann sich zum Beispiel aus Ärzten, Pflegekräften, Psychoonkologen, Seelsorgern, Sozialarbeitern und weiteren Therapeuten zusammensetzen. Dadurch können die Patienten und deren vielfach komplexe Symptome und Problemlagen gerade im stationären Setting ganzheitlich, bedürfnis- und bedarfsgerecht behandelt werden.

Ansprechende Einzelzimmer wahren die Privat- und Intimsphäre und ermöglichen die Übernachtung eines Angehörigen. Im Vergleich zu den meist steril wirkenden Stationen im Krankenhaus wird auf Palliativstationen besonders auf eine angenehme Atmosphäre durch farbliche und dekorative Gestaltung, durch

---

[1] Im folgenden Text werden bei Personenbezeichnungen wegen der besseren Lesbarkeit grundsätzlich nur die männlichen Personen genannt; sie werden als Gattungsbegriffe verstanden, die stets auch die entsprechenden weiblichen Personen einschließen.
[2] Vgl. World Health Organization, Pain relief and Palliative Care/WHO definition of palliative care, in: National cancer control programmes: policies and managerial guidelines, World Health Organization (Hrsg.), Geneva, 2. Auflage, 2002, S. 83-91, S. 84.
[3] Vgl. Leitlinienprogramm Onkologie (Deutsche Krebsgesellschaft, Deutsche Krebshilfe, AWMF): Palliativmedizin für Patienten mit einer nicht heilbaren Krebserkrankung, Langversion 1.1, 2015, AWMF-Registernummer: 128/001OL, Grundsätze der Palliativversorgung, S. 32-36, S. 32 und Glossar, S. 30, unter: https://www.dgpalliativmedizin.de/images/stories/LL_Palliativmedizin_Langversion_1_1.pdf, (Zugriff am: 15.10.2015).
[4] Vgl. Leitlinienprogramm Onkologie, (FN 3), Versorgungsstrukturen, S. 173-230, S. 175.

wohltuende Beleuchtung und räumliche Rückzugsmöglichkeiten (z. B. Raum der Stille, Patientencafé) Wert gelegt.

1.1.3 Ziele und Indikationsstellung

Die Weltgesundheitsorganisation (WHO) verdeutlicht die Ziele der Palliativmedizin in ihrer Definition:

"Palliative care is an approach that improves the quality of life of patients and their families facing the problem associated with life-threatening illness, through the prevention and relief of suffering by means of early identification and impeccable assessment and treatment of pain and other problems, physical, psychosocial and spiritual."[5]

Eine Aufnahme auf einer Palliativstation setzt unter den palliativen Versorgungsmöglichkeiten eine stationäre Behandlungsbedürftigkeit und Indikation voraus. So sind als Aufnahmegründe beispielsweise die Überforderung oder Unsicherheit der häuslichen Versorgung oder eine komplexe Symptom- oder Problembelastung (z. B. Schmerzen) zu nennen.[6] Im Behandlungsplan präsente Begrifflichkeiten wie Stabilisierung, Symptomlinderung und Kräftigung (v. a. bei palliativen Chemo- und / oder Strahlentherapien), sowie Sterbebegleitung zeigen die Vielschichtigkeit der Palliativversorgung auf. Kann nach Behandlung auf Palliativstation eine Entlassung in den häuslichen Bereich nicht erzielt werden, und bedarf es einer speziell ausgerichteten stationären Begleitung bis zum Tode, dann ist das stationäre Hospiz als Einrichtung indiziert.[7]

1.1.4 Neue Tendenzen in der Palliativversorgung

Die Palliativmedizin hat sich im Verlauf der Jahre von einer reinen Sterbebegleitung, im Sinne der Hospizbewegung, hin zu einem anerkannten Bestandteil der medizinischen Versorgung entwickelt. Während früher die palliativmedizinische Betreuung spät einbezogen wurde, wird nun eine frühzeitige Integration in das Behandlungskonzept empfohlen.[8] Einer Studie von Temel et al. (2010) zufolge konnte durch die frühe Integration bei Patienten mit metastasiertem Lungen-

---

[5] World Health Organization, (FN 2), S. 84.
[6] Vgl. Leitlinienprogramm Onkologie, Versorgungsstrukturen, (FN 3), S. 173-230, S. 193 + 196-197.
[7] Vgl. Leitlinienprogramm Onkologie, (FN 6), S. 216.
[8] Vgl. Leitlinienprogramm Onkologie, (FN 6), S. 176-177.

krebs nicht nur die Lebensqualität, sondern auch die Prognose signifikant verbessert werden.[9] Abbildung 1 veranschaulicht das konzeptionelle Vorgehen der sogenannten „Frühintegration" oder „early palliative care"[8] im Verlauf einer lebensbedrohlichen Erkrankung.

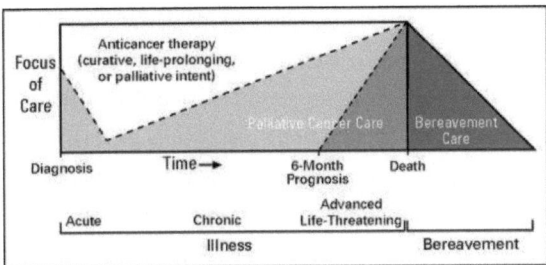

Abb. 1: Konzeptionelles Vorgehen Palliativversorgung gemäß der American Society of Clinical Oncology (ASCO), nach Ferris et al. 2009[10]

1.2 Häufige Ernährungsprobleme und mögliche Folgen

Die Ernährungsmedizin wird auf Palliativstationen durch das moderne Verständnis der Palliativversorgung weiter an Bedeutung gewinnen. Schließlich treten Ernährungsprobleme bei Palliativpatienten, vor allem mit onkologischen Erkrankungen, im Verlauf häufig auf. Dies kann v. a. krankheits- sowie therapiebedingter Genese sein. Zu den krankheitsbedingten Ernährungsproblemen zählt beispielsweise die inflammatorisch bedingte Kachexie. Zu den therapiebedingten Ernährungsproblemen beispielsweise Übelkeit und Geschmacksveränderungen bei Chemotherapie, Mukositis bei Bestrahlung und Diarrhö oder Steatorrhö und Völlegefühl nach Operationen am Magen-Darm-Trakt. Neben Schwäche und Schmerzen gehören Appetitmangel, Übelkeit, Kachexie und Dyspnoe zu den häufigsten Symptomen bei Aufnahme auf Palliativstation.[11] In einer eigenen Studie auf der Palliativstation am Universitätsklinikum (UK) Würzburg gaben 74 % der Befragten Ernährungs- oder Verdauungsprobleme

[9] Vgl. Temel, Jennifer S., Greer, Joseph A., Muzikansky, Alona et al.: Early palliative care for patients with metastatic non–small-cell lung cancer, in: New England Journal of Medicine, 363. Jg., 2010, Nr. 8, S. 733-742.
[10] Vgl. Ferris, Frank D., Bruera, Eduardo, Cherny Nathan et al.: Palliative cancer care a decade later: accomplishments, the need, next steps—from the American Society of Clinical Oncology, in: Journal of Clinical Oncology, 27. Jg., 2009, Nr. 18, S. 3052-3058, S. 3055.
[11] Vgl. Aulbert, Eberhard, Radbruch, Lukas, Nauck, Friedemann, Symptombehandlung in der Palliativmedizin/Prinzipien, in: Lehrbuch der Palliativmedizin, Aulbert, Eberhard/Nauck, Friedemann/Radbruch, Lukas (Hrsg.), Schattauer GmbH, Stuttgart, 3. aktualisierte Auflage, 2012, S. 137-145, S. 137.

an. Am häufigsten wurden Mundtrockenheit (69 %), Appetitmangel (58 %), Geschmacksstörungen (36 %), Völlegefühl (34 %), Obstipation (29 %) und Übelkeit (27 %) genannt.[12]

Vielfach tritt eine krankheitsspezifische Mangelernährung (disease-related malnutrition, DRM) auf.[12] [13] Ungewollte Gewichtsabnahme, eingeschränkte Nahrungsaufnahme und ein niedriger Body-Mass-Index (BMI) sind Risikofaktoren für eine DRM. Eine DRM kann auch vorliegen wenn der BMI im Normal- oder Übergewichtsbereich liegt.[14] Gerade Tumorpatienten leiden häufig unter der durch Inflammation bedingten Form der Tumorkachexie. Bei bis zu 20 % der Tumorpatienten ist dies die unmittelbare Todesursache.[15] In der Studie auf der Palliativstation am UK Würzburg wurde das Risiko auf DRM untersucht. Bei 75% der Patienten lag ein Risiko für DRM vor; 58% der Patienten wiesen davon bereits eine manifeste DRM auf.[12] Kwang und Kandiah (2010) dokumentierten bei Palliativpatienten eine DRM bei insgesamt 69 %.[13] Ein schlechter Ernährungszustand, primär ausgelöst durch metabolische Veränderungen oder sekundär durch Ernährungsprobleme,[16] zieht nachgewiesene Folgen mit sich. Neben einer erhöhten Komplikationsrate, Morbidität, Mortalität und einer reduzierten Therapietoleranz, Immunkompetenz, allgemeinen psychischen und physischen Verfassung haben mangelernährte Patienten insgesamt eine schlechtere Prognose und Lebensqualität.[17] Im Hinblick auf die Effektivität in der Therapie der DRM (v. a. der Kachexie) ist es wichtig, diese frühzeitig zu diagnostizieren und ernährungstherapeutisch zu intervenieren, bevor diese im zunehmenden Verlauf irreversibel wird.[18]

---

[12] Vgl. Albert, Sandra, Sauter, Cornelia, Rettig, Sigrid et al.: Ernährungstherapie auf einer Palliativstation: Besonders primär mangelernährte Patienten und Patienten mit deutlich reduzierter Nahrungsaufnahme profitieren, in: Zeitschrift für Palliativmedizin, 15. Jg., 2014, Nr. 2, S. 62-69, S. 64-65.
[13] Vgl. Kwang, Ang Yee and Kandiah, Mirnalini: Objektive and subjektive nutritional assessment of patients with cancer in palliative care, in: American Journal of Hospice and Palliative Medicine, 27. Jg., 2010, Nr. 2, S. 117-126, S. 119.
[14] Vgl. Valentini, L., Volkert, D., Schütz, T.: Leitlinie der Deutschen Gesellschaft für Ernährungsmedizin (DGEM) DGEM-Terminologie in der klinischen Ernährung, in: Aktuelle Ernährungsmedizin, 38. Jg., 2013, Nr. 02, S. 97-111, S.101-102.
[15] Vgl. Strohscheer, Imke, Symptombehandlung in der Palliativmedizin: Gastrointestinale Symptome (FN 11), S. 265-300, 270.
[16] Vgl. Kloke, Marianne, Anorexie, Kachexie, Nutrition und Hydration/Anorexie-Kachexie-Syndrom (AKS), in: Grundwissen Palliativmedizin–Begleitbuch zum Grundkurs Palliativmedizin, Kloke, Marianne/Reckinger, Klaus/Kloke, Otto (Hrsg.), Deutscher Ärzte-Verlag, Köln, 1. Auflage, 2009, S. 111-124, S. 111-115.
[17] Vgl. im Überblick: Löser, Christian, Klinische Folgen, in: Unter- und Mangelernährung: Klinik – moderne Therapiestrategien – Budgetrelevanz, Löser, Christian (Hrsg.), Georg Thieme Verlag, Stuttgart, 1. Auflage, 2011, S. 42-49.
[18] Vgl. Aeberhard, Carla und Stanga, Zeno: Ernährung in der Palliativmedizin, in: Schweizer Zeitschrift für Ernährungsmedizin, 2014, Nr. 1, S. 10-15, S. 10-11.

Aber auch Ernährungsprobleme wie Appetitmangel, Übelkeit, usw. können für Patienten und deren Angehörige sehr belastend sein und die Lebensqualität einschränken. Die Symptome führen mitunter zu einer Minderung des Genusses am Essen, Einschränkungen der Nahrungsaufnahme, innerfamiliären Konflikten, Scham und Ekel[19] (beispielsweise bei Diarrhö und Meteorismus) bis hin zur sozialen Isolation.[20] Unabhängig von Ernährungsproblemen, treten in einigen Fällen Fragen beispielsweise zur richtigen Ernährung bei Krebs (Thema Krebsdiäten) oder bei einem Stoma auf, sowie zur Essensversorgung auf Station generell.

1.3 Ernährungstherapeuten auf Palliativstationen

1.3.1 Relevanz

Die vorrangegangenen Aufführungen verdeutlichen: Ernährungsmedizin auf Palliativstation ist ein relevantes Thema. Ernährungstherapeuten / -fachkräfte,[21] wie Diätassistenten und Ökotrophologen, sind aufgrund ihrer fachspezifischen Ausbildung oder Studium prädestiniert für den ernährungsmedizinischen Bereich. Sie können für die notwendige Unterstützung in diesem Fachgebiet sorgen. Schließlich äußerte auch Cicley Saunders (1918-2005): „Menschen mit Krebs im fortgeschrittenen Stadium zu helfen, verlangt mehr Fachkenntnis, als ein Individuum beherrschen kann."[22] Die Krankenschwester, Sozialarbeiterin und Ärztin, welche wesentlich zur modernen Hospizbewegung beigetragen hat,[23] bestärkt damit den multiprofessionellen Ansatz in diesem Setting. Auch nach S3-Leitlinie Palliativmedizin bedarf die Behandlung auf einer Palliativstation „[...] die Präsenz qualifizierter und kompetenter Ansprechpartner für jedes Aufgabengebiet."[24]

---

[19] Vgl. Aulbert, Eberhard, Radbruch, Lukas, Nauck, Friedemann, (FN 11), S.138.
[20] Vgl. Oberholzer, Rolf und Strasser, Florian, Tumorkachexie und Ernährung, (FN 11), S. 301-322, S 307.
[21] Im Verlauf der Arbeit werden die Oberbegriffe Ernährungstherapeuten oder Ernährungsfachkräfte synonym verwendet, wobei damit stets qualifizierte Ernährungsfachkräfte wie Diätassistenten oder Ökotrophologen gemeint sind.
[22] Von Cicley Saunders, Zitat nach: Reckinger, Klaus und Duddek-Baier, Marion, Das multiprofessionelle Team, (FN 16), S. 245-263, S. 245.
[23] Vgl. StChristoper´s: Dame Cicley Saunders – her life and work, unter: http://www.stchristophers.org.uk/about/damecicelysaunders, (Zugriff am 27.10.2015).
[24] Leitlinienprogramm Onkologie, (FN 6), S. 197.

1.3.2 Projekt auf der Palliativstation am UK Würzburg

Im Rahmen eines Drittmittelprojektes am Interdisziplinären Zentrum Palliativmedizin am UK Würzburg wurde daher eine Diätassistentin auf der Palliativstation angestellt (08/2010-07/2015). Deren Tätigkeiten im Ernährungsmanagement wurden auf Station als sehr wertvoll empfunden und von Patienten und Angehörigen gut angenommen. Bei Begegnungen mit Mitarbeitern anderer Palliativstationen (z. B. auf Kongressen) erschien die Integration einer Ernährungsfachkraft in das multiprofessionelle Team eine Rarität zu sein.

1.3.3 Etablierung

Die Etablierung von Ernährungstherapeuten auf Palliativstationen ist auch angesichts deutscher Veröffentlichungen fraglich. Ernährungstherapeuten werden entgegen anderer Therapeuten, wie z. B. Physiotherapeuten und Psychotherapeuten, als Bestandteil des multiprofessionellen und interdisziplinären Teams häufig nicht aufgeführt.[24][25] Andere Veröffentlichungen verweisen zwar auf Ernährungsfachkräfte, stellen aber als Aufgabenbereich lediglich die Ermöglichung von Essenswünschen dar.[26][27] Ganz im Gegenteil zu anderen Ländern, welche die Rolle der Ernährungsfachkräfte und deren Disziplin in der entsprechenden Fachliteratur explizit darstellen.[28][29]

Die ungenügende Präsenz in deutsche Fachliteratur mag daran liegen, dass der Ernährungsmedizin in Deutschland insgesamt bisher wenig Beachtung geschenkt wird. Notwendige Strukturen sind häufig nicht etabliert (Bsp. DRM-Risikoscreening), sodass ernährungsmedizinische Maßnahmen nur in unbefrie-

[25] Vgl. Hirsmüller und Schröer, Interprofessionelle Teamarbeit als Ausgangspunkt für Palliativmedizin, in: Basiswissen Palliativmedizin, Schulz, H./Schnell, M.W. (Hrsg.), Springer Medizin Verlag, Heidelberg, 1. Auflage, 2012, Springer Medizin Verlag, S. 9-18, S. 10.

[26] Vgl. Bausewein, Claudia, Fegg, Martin, Roller, Susanne et al., Multiprofessionelle Therapie, in: Leitfaden Palliative Care, Bausewein, C./Roller, S./Voltz, R. (Hrsg.), Urban & Fischer Verlag, München, 4. Auflage, 2010, S. 130-165, S. 132.

[27] Vgl. Kayser, Hubertus, Kieseritzky, Karin, Kobrle, Helena et al., Kommunikation, in: Kursbuch Palliative Care – Angewandte Palliativmedizin und –pflege, Kayser, Hubertus/Kieseritzky, Karin/Melching, Heiner/Sittig, Bernd (Hrsg.), UNI-MED Verlag AG, 2013, Bremen, 2. Auflage, S. 78-111, S. 97.

[28] Vgl. Richardson, Rosemary and Davidson, Isobel, The contribution of the dietitian and nutritionist to palliative medicine, in: Oxford Textbook of Palliative Medicine, Cerny, Nathan/Fallon, Marie/Kaasa, Stein et al. (Hrsg.), Oxford, 5. Auflage, 2015, S. 191-196.

[29] Vgl. Shaw, Clare, Nutrition and palliative care, in: Nutrition and Cancer, Shaw, Clare (Hrsg.), Blackwell Publishing Ltd., West Sussex, UK, 2011, S.173-187, S. 174+180-181.

digendem Ausmaß stattfinden. Schwierigkeiten in der Finanzierung von ernährungstherapeutischen Leistungen verschärfen die Problematik.[30] Mutmaßlich liegt es aber auch daran, dass das moderne Verständnis für Palliativmedizin noch nicht verinnerlicht wurde. Die Pflegeleitlinie der Deutschen Gesellschaft für Palliativmedizin (DGP) „Ernährung und Flüssigkeit in der letzten Lebensphase" fokussiert angesichts der Empfehlungen und des Leitgedankens sodann Patienten im präfinalen bis finalen Zustand.[31] Eine künstliche Ernährung wird daher eher abgelehnt. Dies scheint eine zu verallgemeinerte Empfehlung, welche für palliativ erkrankte Patienten mit einer längeren Lebenszeit negative Folgen mit sich ziehen kann (Thema DRM). Nicht aufgeführte Leitlinienempfehlungen der Deutschen Gesellschaft für Ernährungsmedizin (DGEM) zu den Indikationen einer künstlichen Ernährung könnten dabei Klarheit schaffen.[32] [33] [34] Auch ein Verweis auf Ernährungsfachkräfte ist ebenfalls nicht beinhaltet.

Während die DGP Sektion Pflege einer künstlichen Ernährung eher ablehnend gegenübertritt,[31] konzentrieren sich die Darstellungen in der Palliativmedizin in Deutschland überwiegend auf die Themenbereiche Assessment, Anorexie-Kachexie-Syndrom, künstliche Ernährungstherapien, medikamentöse Therapie der Anorexie, sowie Flüssigkeitssubstitution in der Sterbephase.[35] [36] Die Ernährungsberatung als Option wird vergleichsweise marginal vorwiegend in der Thematik um Anorexie und Kachexie behandelt.[37]

---

[30] Vgl. Bischoff, S.C., Adolph, M, Ockenga, J. et al.: Ernährungsmedizin Qu vadis? Strategiepapier der Deutschen Gesellschaft für Ernährungsmedizin (DGEM), in: Aktuelle Ernährungsmedizin, 39. Jg., 2014, Nr. 3, S.170-173, S. S.171.
[31] Vgl. DGP, Leitlinien der DGP Sektion Pflege: Ernährung und Flüssigkeit in der letzten Lebensphase, 06/2014, S.1-13, unter: https://www.dgpalliativmedizin.de/images/stories/pdf/Leitlinie_Ernährung_end.pdf, (Zugriff am 17.10.2015).
[32] Vgl. Arends, J., Zürcher, G., Fietkau, R. et al.: DGEM-Leitlinie enterale Ernährung: Onkologie, in: Aktuelle Ernährungsmedizin, 28. Jg, 2003, Nr. 1, S. 61-68, S. 65-66.
[33] Vgl. Arends, J., Zürcher, G., Dossett, A. et al.: Leitlinie parenterale Ernährung der DGEM: Nichtchirurgische Onkologie, in: Aktuelle Ernährungsmedizin, 32. Jg., 2007, Nr. 1, S. 124-133, S. 129-130.
[34] Vgl. Arends, J., Bertz, H., Bischoff, S.C. et al: S3-Leitlinie Klinische Ernährung in der Onkologie, in: Aktuelle Ernährungsmedizin, 40. Jg., 2015, Nr. 5, S. 301-329, S. 319-320.
[35] Vgl. Müller-Busch, H.C.: Ernährung am Lebensende – Ernährung und Ernährungstherapie unter palliativen Aspekten – ambulant und stationär, in: Zeitschrift für Palliativmedizin, 11. Jg, 2010, Nr. 6, S. 292-303.
[36] Vgl. Werni-Kourik, Michaela, Likar, Rudolf, Strohscheer, Imke, et al., Ernährung und Flüssigkeitszufuhr bei Karzinompatienten am Lebensende, in: Palliativmedizin-Lehrbuch für Ärzte, psychosoziale Berufe und Pflegepersonen, UNI-MED Verlag AG, Bremen, 2. Auflage, 2013, S. 181-184.
[37] Vgl. Delbrück, Anette, Dissemond, Joachim, Heide, Wolfgang et al: Symptomkontrolle/Gastrointestinale Symptome in der Palliativmedizin, in: Kursbuch Palliative Care-Angewandte Palliativmedizin und –pflege, Kayser, Hubertus/Kieseritzky, Karin/Melching, Heiner/Sittig, Bernd, UNI-MED Verlag AG, Bremen, 2. Auflage, 2013, S.213- 226, S.222.

Indes bieten einige nur allgemeine Empfehlungen wie z. B. mehrere kleine Portionen an,[38] was womöglich nicht zum Einbezug von Ernährungsfachkräften ermutigt. In Kontrast dazu beschäftigt sich beispielsweise eine internationale Publikation mit einer Diät, die den metabolischen Veränderungen einer Kachexie entgegen wirken soll, sowie mit Nahrungsergänzungsmitteln (z. B. Omega-3-Fette, Probiotika).[39]

Ein Hindernis für ein adäquates Ernährungsmanagement kann auch sein, dass Gesundheitsfachkräfte glauben ein Gewichtsverlust bei Patienten mit einer progressiven Erkrankung sei unvermeidlich und man könne nichts dagegen unternehmen, so in einer Publikation von Shaw und Eldridge (2015) aufgeführt.[40] Publikationen im ernährungstherapeutischen Sektor, wie z. B. Löser (2013)[41] und Aberhard und Stanga (2014)[18] bestärken letztlich die Ansicht, dass Ernährungsberatung ein fester Bestandteil der Palliativversorgung sein sollte.

Übergreifende Ernährungskonzepte könnten für das Ernährungsmanagement auf Palliativstationen behilflich sein.

1.4 Ernährungskonzepte / -standards

Ein Konzept ist ein „skizzenhafter, stichwortartiger Entwurf" („Rohfassung eines Textes") oder „klar umrissener Plan". Unter einem Konzept, kann allerdings auch eine „Idee" oder „Ideal", „aus der Wahrnehmung heraus abstrahierte Vorstellung" verstanden werden.[42] Der Begriff „Standard" wird im allgemeinen Sprachgebrauch u. a. als „Richtschnur", „Norm" oder „Maßstab" oder „im allgemeinen Qualitäts- und Leistungsniveau erreichte Höhe" definiert.[43] So herrschen auf den Stationen gängige Praktiken, welche zwar konzeptionell vorgegeben und gewünscht sind, sowie einen allgemeinen Standard darstellen, allerdings nicht zwingend schriftlich fixiert sind.

---

[38] Vgl. Langenbach, Renate, Bausewein, Claudia, Roller, Susanne, Gastrointestinale Symptome/Anorexie-Kachexie-Syndrom, (FN 26), S. 404-406, S. 405.
[39] Vgl. Bazzah, Anthony J., Newberg, Andrew B., Cho, William C. et al.: Diet and Nutrition in Cancer Survivorship and Palliative Care, in: Evidence-Based Complementary and Alternative Medicine, 2013. Jg., 2013, S. 1-12.
[40] Vgl. Shaw, Clare and Eldridge, Lucy: Nutritional considerations for the palliative care patient, in: International Journal of Palliative Nursing, 21. Jg., 2015, Nr. 1, S. 7-15, S. 8.
[41] Vgl. Löser, Christian: Ernährung am Lebensende – medizinische, ethische und juristische Grundsätze der palliativ-medizinischen Ernährung, in: Aktuelle Ernährungsmedizin, 38. Jg., 2013, Nr. 1, S. 46-66.
[42] Duden: Konzept, unter: http://www.duden.de/rechtschreibung/Konzept, (Zugriff am: 18.10.2015).
[43] Duden: Standard, unter: http://www.duden.de/rechtschreibung/Standard_Norm_Richtmasz_Guete, (Zugriff am: 27.10.2015).

Im Idealfall sind diese schriftlich abgefasst und enthalten neben den Abläufen und Empfehlungen (u. a. der Leitlinien), auch Hintergrundwissen. Ein nationaler Expertenstandard zum Ernährungsmanagement[44] für die Pflege liegt bereits vor; richtet sich aber nicht spezifisch an die Versorgung palliativ Erkrankter. Empfehlungen zur Ernährungstherapie in der Palliativmedizin finden sich sowohl im palliativmedizinischen (z. B. S3-Leitlinie, DGP-Pflegeleitlinie Ernährung), als auch ernährungsmedizinischen Bereich (Leitlinien der DGEM, Publikationen). Eine gemeinsame Leitlinienempfehlung, fachgruppenübergreifend wie beispielsweise die „Leitlinie zur Ernährung in der pädiatrischen Palliativmedizin",[45] gibt es allerdings nicht. So herrschen unterschiedliche Ansichten oder Fokusse bezüglich der Ernährungsempfehlungen bei Palliativpatienten.

Allgemeiner Konsens hingegen ist: Eine Ernährungstherapie in der Sterbephase ist (in der Regel) nicht indiziert.[33] Es gilt das „Stillen von Hunger und Durst",[46] ggf. Symptomkontrolle der Mundtrockenheit.[47] Entgegen der DGP Pflegeleitlinie, skizziert Löser (2013), mehr losgelöst von der Terminalphase, in ernährungstherapeutischen Publikationen gleiches etabliertes Ernährungskonzept wie bei allen anderen Patienten unter Berücksichtigung der palliativen Situation. Dies zeichnet sich beispielsweise durch Evaluation und konsequente Therapie der Ursachen für die Ernährungsstörung, Ernährungsmodifikation, Ernährungsberatung, individuelle Wunschkost, diverse etablierte Allgemeinmaßnahmen (z. B. optisch ansprechend Anrichten, Anbieten von Zwischenmahlzeiten), aber auch den Einsatz von Trinknahrung, supportiver enteraler Ernährung (Sonde) oder parenteraler Ernährung (z. B. über Port) aus.[41]

Für ernährungsmedizinische Therapien bedarf es der Berücksichtigung der Phase der Erkrankung, der Prognose, der medizinischen Indikation, der individuellen Ziele und letztlich auch der Wünsche des Patienten. Wo anfangs die Behandlung einer Mangelernährung im Vordergrund steht (v. a. bei palliativer

[44] Vgl. Deutsches Netzwerk für Qualitätsentwicklung in der Pflege (DNQP) (Hrsg.), Expertenstandard Ernährungsmanagement zur Sicherstellung und Förderung der oralen Ernährung in der Pflege, Osnabrück, 1. Auflage, 2010, S 5-227.
[45] Vgl. Jones, R., Behrens, R., Brunner-Krainz, M. et al.: Leitlinien zur Ernährung in der pädiatrischen Palliativmedizin – Interdisziplinäres, Fachgruppenübergreifendes Projekt, in: Pädiatrie & Pädologie, 50 Jg., 2014, Nr. 1, S.4-24.
[46] Bundesärztekammer: Grundsätze der Bundesärztekammer zur ärztlichen Sterbebegleitung, in: Deutsches Ärzteblatt, 108. Jg., 2011, Nr. 7, S. A346-A348, S. A346-A347.
[47] Vgl. Leitlinienprogramm Onkologie, Sterbephase/Künstliche Ernährung und Flüssigkeitszufuhr, (FN 3), S.167-168.

Chemo- und/oder Strahlentherapie), sind später vor allem die Symptomkontrolle und der Genuss am Essen neben der Behandlungszufriedenheit relevant.

1.5 Forschungshypothesen

Ernährungsmedizin auf Palliativstation ist ein relevantes Thema. Ernährungstherapeuten sind für die ernährungsmedizinische Betreuung von Patienten qualifiziert. In Kontakt mit anderen Palliativstationen erscheint die Integration einer Ernährungsfachkraft in das multiprofessionelle Team eine Rarität zu sein. Zahlen darüber wurden bisher nicht publiziert. Weiterhin werfen die Diskrepanzen in der Literatur Fragen auf.

Folgende Hypothesen liegen der Untersuchung zugrunde:

(1) Palliativstationen verfügen über keine fest angestellten Ernährungsfachkräfte auf Station.

(2) Pflegestationsleitungen von Palliativstationen halten den Einbezug von Ernährungsfachkräften für ihre Station als sinnvoll.
Der Einbezug kann dabei durch eine fest angestellte Ernährungsfachkraft, durch einen Konsilauftrag oder durch eine Kooperation mit einer selbstständigen Fachkraft erfolgen.

(3) Palliativstationen haben kein spezielles Ernährungskonzept oder –standard.

(4) Patienten der Palliativstation sehen die Möglichkeit einer ernährungstherapeutischen Betreuung auf Station als wichtig.

(5) Patienten, die auf Palliativstation eine ernährungstherapeutische Beratung erhalten haben, empfinden diese als hilfreich.

Das Anliegen der vorliegenden Arbeit ist zunächst die Erhebung von Daten im Sinne des State of the art. Ziel der Arbeit ist es insgesamt, zur Verbesserung der ernährungsmedizinischen Betreuung auf Palliativstationen beizutragen. Die Interaktion mit qualifizierten Ernährungsfachkräften ist dabei ein wesentlicher Bestandteil. Mitunter soll die Relevanz der Ernährungsmedizin im palliativmedizinischen Setting verdeutlicht werden.

2 Material und Methodik

2.1 Studiendesign, Aufbau der Arbeit

Gegenstand der Untersuchung ist die statistische Erfassung von Daten einer Online-Befragung bei Pflegestationsleitungen und einer Patientenbefragung auf Palliativstation. Die Ergebnisse ermöglichen den Ist-Zustand oder sogenannten „State of the Art" darzustellen. Dabei wird sich ausschließlich auf die Forschungshypothesen beschränkt. Das Zentrum Palliativmedizin am UK Würzburg hat die Durchführung beider Befragungen, auch unter Anführung des Institutsnamens, genehmigt.

Im zweiten Teil der Arbeit wird über Zukunftskonzepte bezüglich der organisatorischen Umsetzung der ernährungsmedizinischen Betreuung auf Palliativstationen diskutiert.

2.2 Online-Befragung von Pflegestationsleitungen

2.2.1 Auswahl der Teilnehmer

Eine Online-Befragung wurde erarbeitet, welche an Pflegestationsleitungen der Palliativstationen in Hessen, Bayern und Baden-Württemberg per Link gesandt wurde. Dazu wurden die E-Mail-Adressen über die im März 2014 dargestellten Portale der DGP und deren Wegweiser Hospiz- und Palliativversorgung Deutschland für die drei Bundesländer erfasst.[48] Daneben konnten nach Abgleich mit der Seite des Hospiz- und PalliativVerbandes Baden-Württemberg e.V.[49] und einer weiteren Übersicht zu Palliativstationen in Bayern[50] weitere Palliativstationen hinzugefügt werden.

---

[48] Vgl. Deutsche Gesellschaft für Palliativmedizin: Wegweiser Hospiz- und Palliativversorgung, unter: http://wegweiserhospiz.shifttec.de/suche.php, (letzter Zugriff am: 13.08.2014), aktueller Link: http://www.wegweiser-hospiz-palliativmedizin.de/angebote/erwachsene/3-palliativstationen, (Zugriff am: 18.10.2015).

[49] Vgl. Hospiz- und PalliativVerband Baden-Württemberg e.V.: Palliativstationen in Baden-Württemberg, unter: http://hpvbw.de/adressen/palliativeinrichtungen, (letzter Zugriff: 08/2014).

[50] Vgl. o.V.: Palliativstationen in Bayern, unter: http://www.bhpv.de/fileadmin/user_upload/bhpv/pdf/palliativ/Palliativstationen_in_Bayern_Homepage.pdf, (letzter Zugriff: 08/2014).

2.2.2 Fragebogenentwicklung und Versand

Die Gestaltung des Online-Fragebogens fand über SoSci Survey – der online-Fragebogen (www.soscisurvey.de) statt.[51] Dabei wurden Fragen mit verschiedenen Fragetypen (z. B. Mehrfachauswahl, Drop-Down), aber auch Filterfragen (je nach Relevanz wird Frage ein- oder ausgeblendet), sowie Fragen mit freier Antwortmöglichkeit eingearbeitet. Fragen zur Klärung der Forschungshypothesen mussten im Gegensatz zu den anderen Fragen zwingend beantwortet werden. Ansonsten erschien die Aufforderung: „Bitte beantworten Sie auch diese Frage – Ihre Antwort auf die Frage ist für die Studie sehr wichtig", welche erst nach Beantwortung verschwand.

Zunächst erfolgte ein Pretest bei drei Kollegen (Pflegestationsleitung, Pflegekraft, Sozialarbeiterin) der eigenen Palliativstation. Dabei wurde das Verständnis der Fragen im Face-to-Face Pretest überprüft. Das Programm bietet weiter einen Online-Pretest an. Nach anschließender Modifikation des Fragebogens testeten die drei Kollegen, ob der Link sich öffnen lässt und die Online-Befragung reibungslos funktioniert. Ein abschließender technischer Funktionstest bestätigte, dass alle Fragen beinhaltet sind, getätigte Angaben korrekt gespeichert sind und der Import der Daten für die spätere Auswertung funktioniert.

Schließlich wurde ein Anschreiben mit der Bitte zur Teilnahme und notwendigen Hintergründen (z. B. Bachelor-Arbeit, Dauer, Link) verfasst. Der eingefügte Link wurde mit einer Seriennummer versehen, was eine gezielte nochmalige Aufforderung bei Nichtteilnahme ermöglichte. Dies gewährleistet auch, dass jeder Teilnehmer den Fragebogen nur einmal ausfüllt. Werbung von der Softwarefirma in dem Anschreiben bleibt dadurch ebenso erspart. Die Emails konnten schließlich im August an die ausgewählten Palliativstationen versendet werden, wobei Betreff und Anrede Pflegestationsleitungen als Adressaten erklärten.

Im Befragungszeitraum vom 14.8.14 - 23.12.14 wurden Stationen mit bisheriger Nichtteilnahme Ende Oktober noch einmal per Email an die Befragung erinnert

---

[51] Vgl. Leiner, D. J. (2014). SoSci Survey (Version 2.5.00-i) [Computer software]. Available at https://www.soscisurvey.de.

und um die Teilnahme gebeten. Zuvor wurde die Richtigkeit der E-Mail-Adresse der Stationen telefonisch erfragt. Einige Stationen mussten sodann aus der Übersichtsliste an Palliativstationen entfernt werden, beispielsweise aufgrund Schließung der Station. Die Tabelle 1 gibt den zeitlichen und organisatorischen Ablauf der Studie zur abschließenden Übersicht wieder.

Tab. 1: Tabellarischer Ablauf der Studie

1) Anfang März 2014	Erstellung des Studiendesigns, Formulierung von Fragen
2) Ende März 2014	Suche nach den Teilnehmern und deren E-Mail-Adresse
3) Mitte April 2014	Information und Auswahl eines Programms zur Erstellung des Online-Fragebogens
4) Anfang Mai 2014	Entwicklung des Fragebogens über www.soscisurvey.de
5) Anfang Juli 2014	Pretests: 1. Face-to-Face: Verständnis? Zusätzliche Ausführungen? 2. Online-Pretest: Funktioniert der Link und der Fragebogen?
6) Anfang August 2014	Technische Funktionstests: 1. Abbildung der Fragen 2. Speicherung der Daten 3. Import der Daten
7) 14.-17.08.2014	Versand der Fragebögen per E-Mail (Anschreiben, Link)
8) Ende Oktober 2014	Erinnerung der bisher Nichtteilnehmenden: 1. Telefonische Kontaktaufnahme-Abgleich der E-Mailadresse 2. Erneuter Versandt (ggf. an geänderte E-Mail-Adresse)
9) 23.12.2014	Abschluss der Datenerhebung
10) Januar 2015	Statistische Auswertung der Erhebungen

2.2.3 Forschungsrelevante Fragen zu den Hypothesen 1, 2 und 3

Neben Angaben rund um die Station, wie beispielsweise Einrichtungsart und Bettenanzahl wurden drei zentrale Fragen zur Beantwortung der Hypothesen 1, 2 und 3 gestellt. Im Folgenden wird darauf Bezug genommen, wobei die vollständige Darstellung der Fragen dem Fragebogen in der Anlage 1 in der Variablenübersicht entnommen werden können.

Verfügbarkeit an Ernährungsfachkräften (zu Hypothese 1)

Zur Erfassung der Präsenz fest angestellter Ernährungsfachkräfte, aber auch anderweitig verfügbarer Ernährungsfachkräfte diente die Frage 4. Stationen mit fest angestellter Ernährungsfachkraft wurden ebenso gebeten, die Berufsbezeichnung und den Stundenumfang der Fachkräfte anzugeben (siehe Frage 5 und 6). Für Stationen, die generell Ernährungsfachkräfte hinzuziehen können, öffneten sich Fragen zur Anzahl der Betreuungen (Frage 7) und den Aufgaben der Ernährungsfachkraft (Frage 8). Auch die vorhandenen Berufsgruppen im Team wurden erfragt (Frage 10). Am Ende der Umfrage bestand die Möglichkeit einer Anmerkung (Frage 13). Im Falle eines Bezugs auf die Forschungshypothesen werden diese im Kontext der Ergebnisse verwendet.

Meinung zur Relevanz (zu Hypothese 2)

Um die subjektive Relevanzeinschätzung der Pflegestationsleitungen in Bezug auf die Einbindung von Ernährungsfachkräften zu erheben, wurde die Frage 11 gestellt. Pflegestationsleitungen, die den Einbezug „weniger sinnvoll" oder „überflüssig" empfanden wurden gebeten, Gründe für die Meinung darzulegen (siehe Frage 12). Als Auswahlmöglichkeiten waren „fast nur Patienten mit Sterbebegleitung auf Station", „sehe keinen/nicht den Nutzen für die Patienten (nicht in der Sterbephase befindlich)", sowie ausreichend freie Eingabemöglichkeiten vorgegeben.

Existenz an Ernährungskonzepten/ -standards (zu Hypothese 3)

Unabhängig ob Ernährungsfachkräfte einbezogen wurden oder nicht, sollte geklärt werden, ob sich Palliativstationen Gedanken zum Ernährungsmanagement gemacht haben, sodass schließlich spezielle Ernährungskonzepte oder „- standards" existieren. Gemäß Definition können Konzepte und Standards in schriftlicher Form vorliegen, aber auch als reine „Idee"[42] bzw. „Richtschnur"[43] in nicht schriftlicher Form gewertet werden. Um Missverständnisse zu vermeiden musste daher auf die Frage nach vorhandenen Konzepten unter „Nein", „Ja, schriftlich festgehalten", „Ja, nicht schriftlich festgehalten" ausgewählt werden.

2.2.4 Statistische Auswertung

Für die statistische Auswertung wurden die gewonnenen Daten im Online-Programm in das Statistikprogramm „IBM SPSS Statistics 22, 2013" importiert.

2.3 Patientenbefragung auf einer Palliativstation

2.3.1 Hintergrund

Von August 2010 bis Juli 2015 war eine Ernährungsfachkraft am Palliativzentrum der UK Würzburg angestellt. Neben der individuellen Ernährungsberatung, sowie der Forschungs- und Lehrtätigkeit wurden ernährungstherapeutische Konzepte entwickelt und umgesetzt. Im Rahmen der Projektarbeit wurde im Zeitraum von Juli 2014 bis Juni 2015 sodann das Ziel verfolgt, die Essensversorgung und das ernährungstherapeutische Behandlungsangebot weiter zu optimieren. Zunächst sollte im Sinne einer Baseline die Zufriedenheit der Patienten erfasst werden, um anschließend Korrekturen oder Erweiterungen der seit 2010 bestehenden Aufbauarbeit der Ernährungsmedizin auf der Palliativstation vorzunehmen. Neben Fragen zur Zufriedenheit mit der Essensversorgung (Geschmack, Optik, Essenszeiten, Service, etc.), sowie Änderungswünschen, wurden Fragen zur Klärung der Forschungshypothesen 4 und 5 integriert.

2.3.2 Umsetzung

Zur Erfassung der Daten wurde ein Fragebogen entwickelt, welcher sich über eine DIN-A4 Vorder- und Rückseite (siehe Anlage 2) erstreckt. Die beinhalteten forschungsrelevanten Fragen sind nominal- oder ordinalskaliert. Der Fragebogen beinhaltet außerdem die Aufklärung zur Umfrage.

In die Beobachtungsstudie wurden alle befragungsfähigen Patienten eingeschlossen, die ab dem 22.04.14 aufgenommen und bis zum 12.11.14 entlassen wurden. Direkte Ausschlusskriterien waren fehlende Deutschkenntnisse, kognitive Einschränkung (z. B. Demenz) und isolierte Patienten aufgrund fehlender hygienischer Bedingungen. Der Fragebogen wurde den Patienten vor Entlassung ausgehändigt. Demzufolge wurden auch Patienten, die auf Station verstarben, aus der Studie ausgeschlossen.

Die Ernährungsfachkraft, oder eine Kollegin im Krankheitsfall oder Urlaub, händigte den Fragebogen dem Patienten ein bis maximal drei Tage vor geplanter Entlassung aus. Die Teilnahme war freiwillig, wobei entweder Angehörige oder Patienten (Angabe auf Bogen) den Fragebogen beantworten konnten. Die Befragung erfolgte anonym; die ausgefüllten Fragebogen wurden am Stützpunkt in einer Box gesammelt.

2.3.3 Forschungsrelevante Fragen zu den Hypothese 4 und 5

Der Fragebogen kann in der Anlage 2 eingesehen werden. Die forschungsrelevanten Fragen zu den Hypothesen 4 und 5 sind auf der Rückseite zu finden.

Erfassung der subjektiven Relevanz (Hypothese 4)

Die Frage: „Wie wichtig finden Sie die Möglichkeit einer ernährungsmedizinischen Betreuung auf Station (z. B. bei Ernährungsproblemen)" sollte die subjektive Relevanz der Patienten an der Ernährungsbetreuung erfassen.

Erfassung des subjektiven Nutzens einer Beratung (Hypothese 5)

Bei stattgefundener ernährungstherapeutischer Beratung wurden die Patienten gebeten anzugeben, wie hilfreich sie diese empfanden. Das soll den subjektiven Nutzen der Ernährungsberatung für die Patienten erfassen.

Auch die Zufriedenheit mit der erhaltenen Ernährungsberatung wurde erfragt. Die Ergebnisse werden allerdings im Rahmen der Arbeit nicht diskutiert. Zum einen, würde es die Hypothesen nicht klären, zum anderen ist die Zufriedenheit personenabhängig.

Ergänzend mit aufgeführt, um das generelle Interesse und die subjektive Effektivität an ernährungstherapeutischen Angeboten zu erheben, die Frage: „Meinen Sie, dass Sie von zusätzlichen ernährungstherapeutischen Angeboten profitieren würden?".

2.3.4 Statistische Auswertung der Patientenbefragung

Die statistische Auswertung erfolgte nach Dateneingabe in Microsoft Excel mit dem Statistikprogramm „IBM SPSS Statistics Version 22, 2013".

3 Ergebnisse

3.1 Online-Befragung bei Pflegestationsleitungen

3.1.1 Teilnehmerquote

Nach Internetrecherche waren in den gewählten Bundesländern insgesamt mögliche 91 Palliativstationen verzeichnet, davon 45 in Bayern, 32 in Baden-Württemberg und 14 in Hessen. Die Palliativstation des Würzburger UKs war als Initiator von der Studie ausgenommen.

Spätestens bei telefonischer Nachfrage über die korrekte E-Mail-Adresse zeigte sich, dass vier Palliativstationen nicht mehr existieren, drei unter verändertem Namen doppelt angegeben wurden und eine keine reine Palliativstation ist. Daher konnten nur 82 Palliativstationen (Bayern: 43, Baden-Württemberg: 29, Hessen: 10) gewertet werden. Ein Grund für eine Nichtteilnahme stellte auch die untersagte Teilnahme von der Leitung dar. Dies meldeten zwei Pflegestationsleitungen zurück. Weiteres Hindernis war bei dreien kein E-Mailzugang und bei zwei trotz mehrfacher Nachfrage eine fehlerhafte E-Mail-Adresse. Aus organisatorischen Gründen konnten demnach sieben Stationen (8,5 %) nicht teilnehmen. Von den verbleibenden 75 Stationen haben 43 Pflegestationsleitungen (57,3 %) an der Online-Umfrage teilgenommen (52,4 % von 82 Gelisteten).

3.1.2 Details zu den teilnehmenden Stationen

Bei den teilnehmenden Stationen handelt es sich bei 36 (87,7%) um nicht universitäre und bei 7 (16,3%) um universitäre Palliativstationen. Angaben zur Bettenanzahl wurden von 41 Stationsleitungen gemacht Im Median bestehen die Stationen aus 10 Palliativbetten (Minimum: 5, Maximum: 32). Der Mittelwert beträgt 10,3 Betten, was dem etablierten Maß entspricht (> 12 Betten haben 5 Palliativstationen).

Im Mittel werden nach Angabe 50 % der Patienten entlassen (n= 35, 20-99 %, Spannweite: 79) und 49,2 % versterben auf Station (n=37, 1-80 %, Spannweite: 79). Die freien Angaben zur Stationsstatistik können in der Zusammenfassung der Tabelle 2 und 3 entnommen werden.

Tab. 2: Statistik Entlassungsrate (n=34)		
> 50 % Entlassungen	n = 11	
50 % Entlassungen	n = 9	
< 50 % Entlassungen	n = 15	

Tab. 3: Statistik Sterberate (n=37)	
< 50 % verstorben	n = 12
50 % verstorben	n = 11
> 50 % verstorben	n = 14

Insgesamt zeigt sich ein gemischtes Bild an Patientengut bei der die Mehrzahl keine reine „Sterbestationen" darstellen.

3.1.3 Präsenz an fest angestellten Ernährungsfachkräften

Zur Erfassung der Präsenz an Ernährungsfachkräften diente die Filterfrage „Sind Ernährungsfachkräfte (z. B. Diätassistenten, Ökotrophologen) auf Ihrer Station für die Beratung und Betreuung eingebunden?" Dabei musste das Anstellungsverhältnis ausgewählt werden; wobei Mitarbeiter, die nur für die Essensbestellung zuständig sind, nicht hinzugezählt werden sollten.

Die Mehrzahl der Teilnehmer (n=37, 86 %) bejahte diese Frage. Auf sechs Stationen (14 %) sind hingegen keine Ernährungsfachkräfte für die Beratung und Betreuung eingebunden. Dabei interessiert gemäß Hypothesenstellung, ob Stationen über fest angestellte Ernährungsfachkräfte verfügen. Vier Stationen (9,3 %) dokumentierten dies. Die Abbildung 2 bietet einen Überblick über das Anstellungsverhältnis der verfügbaren Ernährungsfachkräfte.

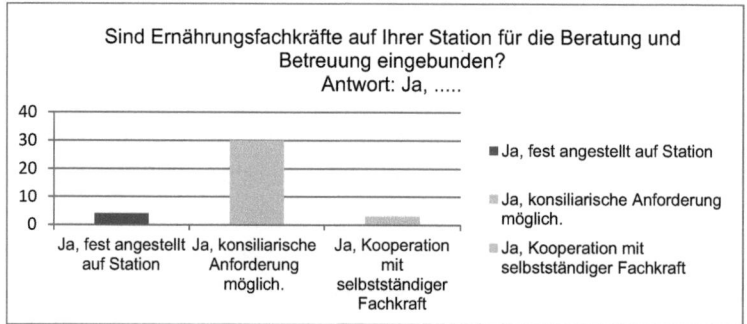

Abb. 2: Verfügbare Ernährungsfachkräfte nach Anstellungsverhältnis (Häufigkeit)

18

Bei der Mehrheit der Stationen besteht die Möglichkeit Ernährungsfachkräfte über Konsilauftrag anzufordern (n= 30, 69,8 %). Drei Stationen (7 %) kooperieren mit einer selbstständigen Ernährungsfachkraft.

Die Hypothese 1, Palliativstationen haben keine fest angestellte Ernährungsfachkraft auf Station, muss nach Analyse der Umfrage falsifiziert werden. Schließlich können vier teilnehmende Pflegestationsleitungen dies vorweisen. Insgesamt verfügt die Mehrzahl der Stationen über Ernährungsfachkräfte, wenngleich vor allem unter konsiliarischen Einbezugs.

Zusätzlich wurde bei Teilnehmern, die Ernährungsfachkräfte hinzuziehen können, weitere Fragestellungen geschaltet. Ungewiss ist, inwieweit Stationen die Möglichkeit verfügbarer Ernährungsfachkräfte tatsächlich nutzen. Vor allem jene mit konsiliarischen Einbezug. Die Frage nach der geschätzten Anzahl an Betreuungen kann neben zusätzlichen Informationen Sicherheit in der Aussagekraft bieten. Kurze Verlaufskontrollen, sowie die tägliche Essensbestellungen sollten nach Hinweis nicht eingerechnet werden. Dagegen zählten zu den Betreuungen ebenso die Erstellung von Therapieplänen für die künstliche Ernährung, sowie die Organisation der HomeCare-Versorgung für die weitere Versorgung. Von 32 Antworten dokumentierten sechs, dass trotz verfügbarer Ernährungsfachkräfte keine Betreuungen erfolgen. Sechs weitere können die Anzahl nicht abschätzen und wählten daher die Antwortmöglichkeit „weiß nicht" aus. Die Mehrzahl (n=13, 40,6 %) gibt als Anzahl „1-3 im Monat" an. Weitere vier Stationsleitungen „1-2 pro Woche", sowie zwei „3-4 pro Woche" und sogar eine „> 7 Betreuungen pro Woche". Schlussfolgernd nutzt die Mehrheit (n=20 von 32) der hierzu Antwortenden Ernährungsfachkräfte mit Sicherheit. Dagegen sechs Stationen nicht, wobei eine Angabe widersprüchlich erscheint. Diese Station bietet eine fest angestellte Ernährungsfachkraft. Vom entsprechenden Einsatz wird demnach ausgegangen. Die Aufgaben der verfügbaren Kräfte, unabhängig vom Anstellungsverhältnis, konnten durch Mehrfachnennung vorgegebener und freier Angaben gelistet werden. Alle 37 Stationen mit verfügbaren Ernährungsfachkräften antworteten per Mehrfachauswahl und freier Nennung. Der Analyse zufolge zählt die Ernährungsberatung (n=28, 75,5 %) neben der

Aufnahme der Essensbestellung (n= 18, 48,6 %) zu den meistgenannten Antworten (Abb. 3). Diejenigen, die keine Ernährungsberatung durchführen, beschäftigen sich vor allem mit der Erstellung von Therapieplänen für eine künstliche Ernährungstherapie und / oder der Organisation der HomeCare-Versorgung für die weitere Versorgung der künstlichen Ernährung. Freie Nennungen, zum Beispiel Beratung bei speziellen Problemen wie Kurzdarmsyndrom, wurden bereits in den jeweiligen Kategorien erfasst. Nur zwei Stationen wählten als Aufgabengebiet Forschung aus. Bei beiden handelt es sich um nicht-universitäre Einrichtungen, welche Ernährungsfachkräfte konsiliarisch einbeziehen können.

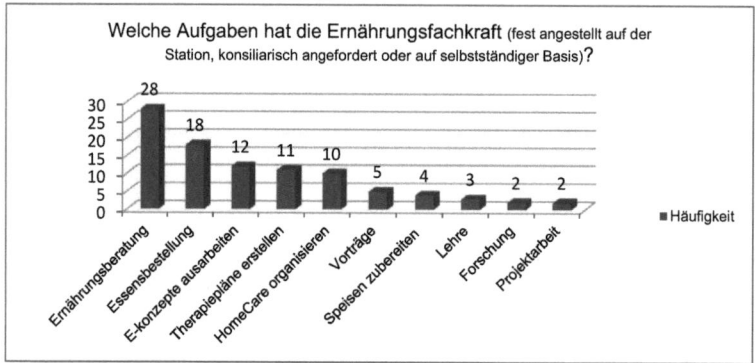

Abb. 3: Aufgaben der Ernährungsfachkräfte (Mehrfachnennung; n=37)

Gemäß Hypothesenstellung wird der Einbezug von fest angestellten Ernährungsfachkräften fokussiert. Stationsspezifische Daten, sowie die zur Fachkraft sollten daher nicht fehlen. Die Ergebnisse in der Tabelle 4 zeigen, dass es sich um nicht-universitäre Stationen mit einer Bettenzahl im etablierten Maß handelt. Eine Station weist eine vergleichsweise niedrige Entlassungsrate vor.

Tab. 4: Hintergrundinformationen zu Stationen mit fest angestellter Fachkraft

	1	2	3	4
Bettenzahl	14	10	6	8
Einrichtungsart	Nicht-universitär	Nicht-universitär	Nicht-universitär	Nicht-universitär
Entlassungsrate	50 %	50 %	60 %	30 %

Allen fest angestellten Ernährungsfachkräften gemein, ist die Aufgabe der Ernährungsberatung (Tab. 5). Die Hälfte ist nur in geringem Umfang angestellt, was sich in dem reduzierten Aufgabenbereich widerspiegelt. Die Krankenschwester mit Zusatzqualifikation in der Ernährungsberatung ist zwar 20 Stunden angestellt, führt aber dennoch im Rahmen von zwei Aufgabenbereichen nur eine bis drei Betreuungen im Monat durch. Den größten Aufgabenbereich weist die Diätassistentin vor, die in der restlichen Arbeitszeit auf anderen Stationen fungiert. Keine der Stationen verfügt über ein Ernährungskonzept.

Tab. 5: Ergebnisse zu den fest angestellten Ernährungsfachkräften

	1	2	3	4
Stunden	Ca. 20 Std./Wo	Ca. 5 Std./Wo	restliche Zeit auf anderen Stationen	Ca. 5 Std./Wo
Beruf	KS mit Zusatzqualifikation	DA	DA	DA
Betreuungen	1-3 / Monat	1-2 / Woche	> 7 / Woche	Keine (?!)
Aufgaben	Beratung Konzepte	Beratung E-Bestellung	Beratung E-Bestellung Konzepte, Vorträge Therapiepläne+HomeCare	Beratung E-Bestellung
Konzept?	Nein	Nein	Nein	Nein

DA = Diätassistent/in; KS = Krankenschwester; E-Bestellung = Essensbestellung; Wo = Woche

Zusätzlich zur Thematik um verfügbare Ernährungsfachkräfte dokumentierten alle Teilnehmer die vorhandenen Professionen im Team (Frage 10). Ärzte, Pflegekräfte, Servicepersonal als Professionen in der Mehrfachauswahl ausgenommen. Aus den Daten geht hervor, dass allen voran Physiotherapeuten (n=43 von 43), Seelsorger (n=41) und Sozialarbeiter (n=38) auf Palliativstationen vertreten sind. Ansonsten können Psychologen/Psychoonkologen (n=37), Musiktherapeuten (n=33), Kunsttherapeuten (n=24) und Atemtherapeuten (n=20) aufgeführt werden. Ernährungsfachkräfte wählten 16 aus, was angesichts bisheriger Ergebnisse eine spätere Diskussion erfordert. Unter den sonstigen genannten Professionen (n=10) finden sich beispielsweise Ergo- (n=2), Hunde- und TCM-Therapeuten, sowie Heileurythmisten (n=2) wieder.

3.1.4 Standpunkt zur Relevanz

Alle teilnehmenden Pflegestationsleitungen (n=43) beantworteten die Aussage: „Für unsere Station halten wir den Einbezug einer Ernährungsfachkraft [...] für:" Dabei äußern 9 (20,9 %) Pflegestationsleitungen den Einbezug als „sehr sinnvoll" und 19 (44,2 %) für „sinnvoll" zu empfinden. Dem entgegen sehen 14 (32,6 %) dies als „weniger sinnvoll" und einer als „überflüssig" an. Insgesamt ist die Mehrzahl demgegenüber positiv eingestellt (65 %, Abb. 4, grün markiert.)

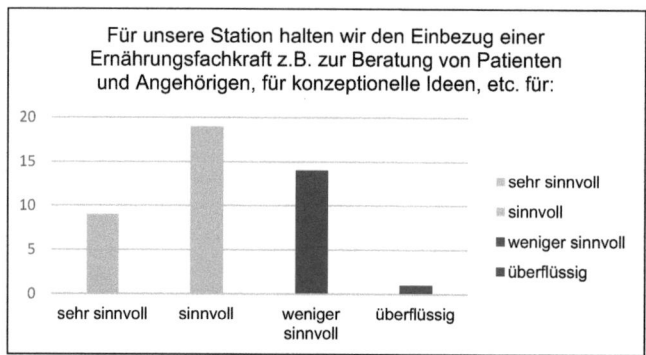

Abb. 4: Standpunkt der Pflegestationsleitungen zur Relevanz, nach Häufigkeit
Vermerk: Dies ist unabhängig davon, ob eine Ernährungsfachkraft vorhanden ist oder nicht. Es zählt die generelle Einstellung. Einbezug = Ernährungsfachraft fest angestellt, konsiliarisch oder auf selbstständiger Basis.

Eingangs gestellte Hypothese, Pflegestationsleitungen empfinden den Einbezug von Ernährungsfachkräften als „sinnvoll", muss im Rahmen der Arbeit falsifiziert werden. Schließlich äußern einige einen anderen Standpunkt.

Eine negative Meinung liegt bei Pflegestationsleitungen vor, die keine verfügbaren Ernährungsfachkräfte haben (4 „weniger sinnvoll" von 6) oder mit der Möglichkeit eines Konsilauftrags (10 „weniger sinnvoll", 1 „überflüssig" von 30). Bei diesen erschien aufgrund der Filterung die Frage nach der Begründung. Eine Mehrfachausfahl war unter den vorgegebenen Auswahlmöglichkeiten („fast nur Patienten mit Sterbebegleitung auf Station", „sehe keinen/nicht den Nutzen für

Patienten (nicht in der Sterbephase befindlich))" und auch freien Nennungen waren möglich. Hierzu äußerten sich 14 Teilnehmer; ein Teilnehmer nicht. Freie Nennungen sind der Kenntlichkeit halber in kursiver Schriftart aufgeführt.

Dabei wählten drei als Argumentation „fast nur Patienten mit Sterbebegleitung auf Station", wobei eine Pflegestationsleitung dies als einzige Argumentation gebraucht.

Eine anderer Teilnehmer erklärt zusätzlich, dass *„die wenigsten unserer Patienten könnten größere Ratschläge umsetzen (Appetitklosigkeit [sic!], Übelkeit, AZ-Verschlechterung, Schluckschwierigkeiten)", „Pflegepersonal und Ärzte auf unserer Station haben sehr lange Erfahrung mit Palliativpatienten, können kleinere für sinnvoll erachtete Tipps selbst geben"* und kann schließlich zusätzlich zu „sehe keinen Nutzen" hinzu gezählt werden.

In der freien Eingabemöglichkeit äußern zusätzliche zwei wohl eher nur Patienten in der Sterbephase zu begleiten. Folgende Angaben sind hier zu verzeichnen: *"da wir unsere Patienten erst relativ spät übernehmen, hat es nur wenig Konsequenz. Zu einem früheren Zeitpunkt erachten wir es als durchaus sinnvoll."* oder *„viele Patienten mit Sterbebegleitung (wechselnd)"* und bei folglich fehlender Indikation zu invasiven Ernährungstherapien der Zusatz: *„Pat. (Pati*ent) *darf sich bestellen, was er möchte, oft auch Versorgung durch Angehörige mit „Lieblingsspeisen".*

Zu beiden vorgegeben Gründen (Sterbebegleitung / kein Nutzen) führt ein weiterer Teilnehmer auf: *„Da sich das Symptombild häufig von Tag zu Tag ändert und viele Patienten nicht die Kraft und die Lust haben, sich tagtäglich mit der Essensberatung auseinander zu setzen, halte ich eine Ernährungsberatung für nicht sinnvoll."* Dieser Teilnehmer merkt später auch an, dass Hospizhelfer sich um die Erfragung der Essenswünsche und der täglichen Anpassung der Ernährung an den Bedarf der Patienten kümmern.

Die ausschließliche Angabe „sehe keinen/nicht den Nutzen für Patienten (nicht in der Sterbephase befindlich)" tätigten drei Antwortenden. Zusätzlich argumentierten sie dies in der freien Eingabemöglichkeit. Neben dem Unverständnis über den Nutzen einer Ernährungsfachkraft, wird das Thema Essen und Ernährung nach Darlegung zumeist intern geregelt oder der Fokus liegt rein auf der Essensversorgung. So wird argumentiert: *„Ernährung wird sehr individuell nach den Wünschen der Patienten gehandhabt."* oder *„viele Pat. essen so wenig, daß eine Ernährungsberatung nicht sinnvoll erscheint", „Im Bedarf kann eine Ernährungsfachkraft aus dem Haupthaus angefordert werden"* oder *„Beratung erfolgt durch das Team", „Viele Patienten haben Symptome wie Übelkeit/Erbrechen/Appetitlosigkeit/Ileus"*.

Weitere zwei sehen unter fehlender Angabe „sehe keinen/nicht den Nutzen" die Relevanz der Ernährung auf einer Palliativstation. Diese scheinen aber mit der Beratung durch Teammitglieder guten Erfolg zu haben. So erklären diese: *„wir haben eine Kollegin aus der Pflege, die die Weiterbildung zur Ernährungsberaterin hat, „[...] hat sich sehr bewährt, [...]."* und *„Pat. sind meist fortgeschritten in Ihrer Erkrankung und Beratungen bzgl. der Ernährung werden durch Palliativfachkräfte mit mehrjähriger Berufserfahrung übernommen"*.

Rein auf den Bereich Essensbestellung bzw. –versorgung fokussieren sich drei in ihrer Begründung. Aussagen wie *„Patient entscheidet selbst was er essen will oder nicht", „Umsetzungsmöglichkeiten in der Klinik sehr begrenzt."* mutmaßen dies. Der Teilnehmer mit der Meinung, der Einbezug für die eigene Station sei „überflüssig" konzentriert sich ebenfalls auf die Essensversorgung, scheint aber widersprüchlicherweise doch Ernährungsfachkräfte zum Teil einzubeziehen. So äußert dieser: *„die Essensbestellung kann sehr individuell gestaltet werden, Patienten haben Wunschkost und ich kann bei Bedarf eine Diätassistentin für spezielle Fragen oder Angebote hinzuziehen"*.

Ein weiterer Teilnehmer argumentiert, dass es durch den zusätzlichen Einbezug *„zu viele in die Betreuung involvierte Personen"* wären.

Zusammenfassung: Unter den <u>vorgegebenen Antwortmöglichkeiten</u> wählten die Stationsleitungen folgende Gründe aus:

- 3: hauptsächlich Patientengut in der Sterbephase
- 2: Sterbephase + keinen Nutzen, (1 x bei Bedarf Beratung durch Team)
- 3: sehen nicht/keinen Nutzen

  zusätzliche Argumentation: z.b. essen wenig, viele Symptome wie Appetitmangel, bei 2 Beratung intern gelöst (Team, Konsil), bei 1 Konzentration auf die Essensversorgung

Und ausschließlich in der freien Eingabemöglichkeit:
- 2: Beratung wird intern vom Team / Kollegin mit Weiterbildung Ernährungsberatung übernommen
- 3: beziehen sich rein auf die Essensbestellung/-versorgung
- 1: zu viele involvierte Personen

Weitere Äußerungen zu positiven und negativen Einstellungen und Erfahrungen finden sich in den freien Anmerkungen am Ende der Umfrage:

Die meisten Äußerungen bestärken das notwendige individuelle Vorgehen bei diesem Patientengut. So sei der supportive Bedarf unterschiedlich und sollte zwingend überdacht werden, z. B. *„Bezgl. Ernährungsfachkraft: Nur bei Pat. sinnvoll, die nicht in weit fortgeschrittenem Stadium sind. Pat. haben oftmals Übelkeit [...]."* Oder *„Ernährung ist ein sehr spezifisches Thema, dass für einige Patienten eine sehr große Rolle spielt, für Andere aber überhaupt kein Bedarf besteht [...]"* oder *„[...] Die Ernährungssituationen sind entsprechend unserem heterogenen Klientel sehr vielseitig und erfordern stets individuelle Herangehensweise, die sich täglich und sogar untertags immer wieder ändern kann, was im Regelfall durch die Pflegekräfte stets gut gemeistert wird. In spezifischen Fällen hat sich eine individuelle Ernährungsberatung [...] durch eine Diätassistentin [...] durchaus bewährt.",* oder

„Ich bin der Meinung, dass genau überlegt werden sollte, welches Ziel eine parenterale Ernährung haben soll. Eine parenterale Ernährung bei einer sehr kurzen Lebenserwartung einzuleiten sollte wirklich kritisch beleuchtet werden. Patienten fühlen sich häufig sehr eingeschränkt in ihrer Lebensqualität, da sich häufig viele fremde Personen in ihrem Haushalt aufhalten und der Tagesablauf

danach gerichtet werden muss.", was sich rein auf die künstliche Ernährung bezieht.

Andere setzen den Fokus nach ihren Aussagen auf die orale Ernährung und den Genuss dabei: *„Ernährung ist immer ein großes Thema, wir versuchen mit individuellen kleinen Mahlzeiten zu individuellen Zeiten den Patienten solange wie möglich die Nahrungsaufnahme zu ermöglichen, oft weniger zur Ernährung, als für den Geschmack, den Genuß. Unsere Erfahrung zeigt das [sic!] Patienten am Lebensende oft keinen Hunger mehr verspüren und eine Nahrungsaufnahme dann eher belastend ist und der Pat. nicht mehr davon profitiert."*

Auch positive Erfahrungen wie beispielsweise, dass wohl durch die Ernährungsfachkraft *„oft wertvolle Hinweise, die während des Alltags vergessen werden (z.B. Anwendung von Foam Food)"* wieder akquiriert werden. Ebenso eine negative Erfahrung in Bezug auf Ernährung wird geäußert: *„Es kommt auch oft vor, daß Angehörige das Thema Essen bis fast hin zur Sterbephase ersatzweise für seelisch-geistige Zuwendung verstehen und gerade am Ende gerade auch parenterale Ernährung eher belastend wirkt."*

Die Anmerkung *„[...] Pat. haben oftmals Übelkeit [...]"* wird mutmaßlich nach der weiteren Ausführung als Gegenargument für den Einbezug bzw. einer Ernährungstherapie angesehen. Andere sehen das hingegen als Argument dafür: *„Das Hauptthema in Bezug auf Ernährung ist das individuelle Eingehen auf die Probleme der Patienten, gerade bei Zustand nach Chemotherapie, speziellen Wünschen während des Krankenhausaufenthaltes gerade bei den Symptomen Übelkeit/Erbrechen und im Bereich der hochkalorischen Zusatzernährung."*
Zur Effektivität der Beratung äußert sich ein Teilnehmer wie folgt: *„In spezifischen Fällen (Dysphagiesituationen, Ösophagusstents, etc.) hat sich eine Ernährungsberatung und –planung durch eine Diätassistentin – wenn auch mit unterschiedlichem Erfolg, weil der Verlauf bei unserem Klientel auch schlecht prognostizierbar ist – durchaus bewährt."*

3.1.5 Existenz an Ernährungskonzepten

Losgelöst ob Ernährungsfachkräfte einbezogen werden oder welche Meinung diesbezüglich herrscht, ist fraglich ob sich die Stationen zum Kontext Ernährung Gedanken gemacht haben und schließlich Konzepte entstanden sind. Die zwingend zu beantwortende Frage hierzu lautete: „Haben Sie ein spezielles Ernährungskonzept/-standards für Ihre Palliativpatienten?". Wie in Abbildung 5 ersichtlich, haben etwas mehr als die Häftle der Teilnehmer dies (58,1 % / n=25 vs. 41,9 % / n = 18 von 43).

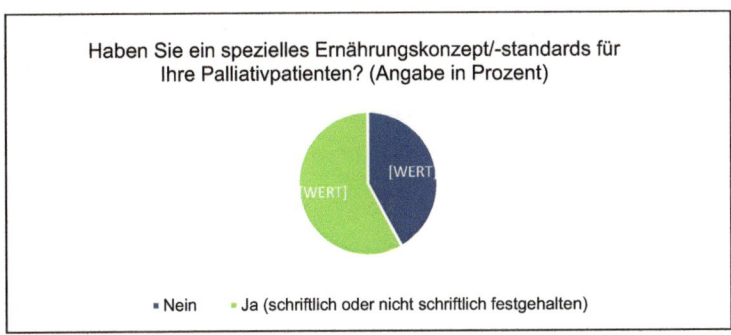

Abb. 5: Existenz an Ernährungskonzepten im Überblick

Die Existenz konzeptioneller Ideen oder Abläufe in nicht schriftlicher Form bestätigen 37,2 % (n=16). Über ein schriftliches Exemplar verfügen 20,9 % (n=9 von 43). Der Rest verneinte die Frage (41,9 %, n=18, Abb. 5). Eine freie Nennung zu dieser Thematik am Ende der Umfrage kann mitaufgeführt werden: „Nach meinen Erfahrungen ist eine konzeptionelle Herangehensweise in unserem Setting der Palliativversorgung nicht zielführend. Ernährungssituationen sind entsprechend unserem heterogenen Klientel sehr vielseitig und erfordern eine stets individuelle Herangehensweise, die sich täglich und sogar untertags immer wieder ändern kann, [...]".

Insgesamt zeigen die Ergebnisse der Umfrage: Einige Palliativstationen haben speziellen Ernährungskonzepte oder –standards. Die Hypothese 3 ist widerlegt.

3.2 Patientenbefragung auf der Palliativstation am UK Würzburg

3.2.1 Teilnahmequote

Allen möglichen Patienten, die ab 22.04.14 aufgenommen und bis 12.11.14 entlassen wurden, wurde der Fragebogen ausgehändigt. Von 166 im Durchführungszeitraum möglichen Patienten erfüllten 84 (50,6 %) die Einschlusskriterien. Den restlichen 82 Patienten (49,4 %) konnte der Fragebogen vor Entlassung nicht ausgehändigt werden. Gründe hierfür waren fehlende Entlassung durch Versterben auf Station (n=59, 35,5 %) oder nicht Durchführbarkeit (n=23, 13,9 %) gemäß definierter Ausschlusskriterien.

9 Patienten wurden spontan entlassen oder urlaubs- oder krankheitsbedingt verpasst, sodass nur 75 der 84 möglichen den Fragebogen erhielten. Von 75 ausgehändigten Fragebögen wurden schließlich 49 beantwortet zurückgegeben (65,3 % bzw. 51,2 % von 84 prinzipiell möglichen).

3.2.2 Details zu den Teilnehmern

Die Patienten sind im Mittel 64,4 Jahre alt (n=48), wobei die Angaben von 28 - 89 Jahren reichen. Knapp mehr als die Hälfte der Teilnehmer ist weiblich (55,3 %, 26 Patienten von n=47), 44,7 % hingegen männlich (n=21). Zwei Patienten dokumentierten den Fragebogen mit ihren Angehörigen ausgefüllt zu haben, der Rest (n=34) füllte diesen eigenständig aus oder tätigte keine Angabe zur teilnehmenden Person (n=13).

Als Randinformation kann hier erwähnt werden, dass die Patienten nach Analyse der Befragung zur Zufriedenheit mit der Essensversorgung zumeist "sehr zufrieden" oder „zufrieden" sind (89,2 % - 100 %; „sehr zufrieden" durchschnittlich 38,0 %, „zufrieden" 56,7 %). Erfragt wurde beispielsweise die optische Darreichung der Speisen, die Informationen zur Essensversorgung oder die Temperatur der Speisen (siehe Fragebogen in Anlage 2). Der hohen Zufriedenheit entgegen, bedarf es nach den Ergebnissen und den internen Zielvorgaben der weiteren Optimierung der Portionsgröße. Immerhin empfinden 34,1 % der Befragten diese als zu groß.

3.2.3 Subjektive Relevanz

Zur subjektiven Relevanz über die Möglichkeit einer ernährungstherapeutischen Beratung auf Palliativstation antworteten 44 von 49 Teilnehmern. Die Ergebnisse sind in der Abbildung 6 dargestellt. Dabei gibt der Großteil der Teilnehmer (81,8 %, n= 36) an dies als „wichtig" zu empfinden, 15,9 % (n=7) als „eher wichtig" und einer (2,3 %) als „eher unwichtig". Keiner der Teilnehmer empfindet dies als „unwichtig".

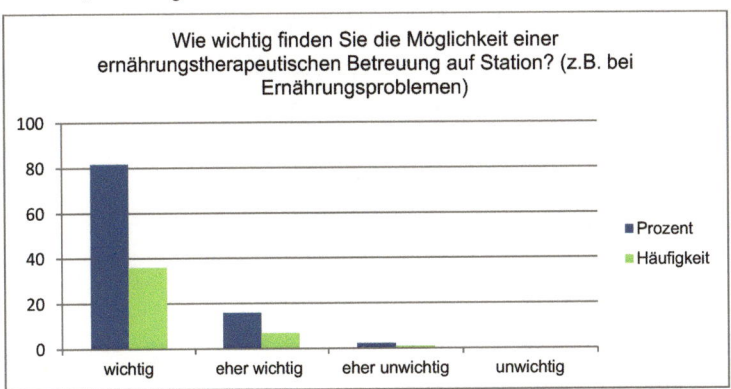

Abb. 6: Patientenmeinung zur Möglichkeit einer Ernährungsbetreuung

Trotz geringer Teilnehmerzahl lässt sich der Trend erkennen, dass die Patienten die Möglichkeit einer ernährungsmedizinischen Betreuung auf Palliativstation als relevant erachten. Die Hypothese, Palliativpatienten empfinden die Möglichkeit einer Beratung als „wichtig" ist angesichts anderweitiger Nennung („eher wichtig/unwichtig") dennoch falsifiziert.

45 der Teilnehmer äußerten sich zur Frage „Wurden Sie auf der Station ernährungstherapeutisch betreut und beraten?" Dies bejahten 37 Patienten (82,2 %), hingegen 8 (17,8 %) der hierzu antworteten Patienten erhielten keine Beratung oder Betreuung. Patienten, die eine Beratung / Betreuung erhielten wurden gebeten, eine Angabe zur Zufriedenheit mit der Leistung zu dokumentieren. Dem gingen 35 von 37 Patienten, die eine Beratung erhalten haben, nach. Die Ergebnisse zeigen eine hohe Zufriedenheit an, denn es erklären 23 Patienten

(65,7 %) „sehr zufrieden", 11 Patienten (31,4 %) „zufrieden", einer „unzufrieden" (2,9) und keiner „sehr unzufrieden" damit gewesen zu sein.

3.2.4 Subjektiver Nutzen der Beratung

Unabhängig von der Zufriedenheit sollte als allgemeingültigere Frage zur Effektivität der Beratung / Betreuung für die Thematik der Forschungsarbeit noch geklärt werden, wie subjektiv hilfreich die Patienten diese empfinden. 35 von 37 gaben hier ein Statement ab, welche in Abbildung 7 ersichtlich sind. Mit der Angabe „sehr hilfreich" und „hilfreich" bei jeweils 17 Teilnehmern (je 48,6 %) zeigt sich auch hier eine positive Resonanz.

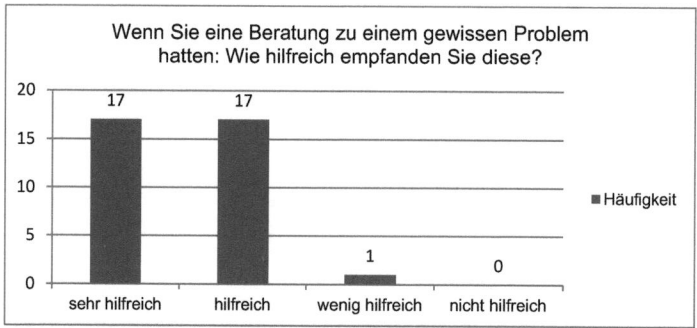

Abb. 7: Subjektiver Nutzen der Beratung, n= 35 von 37 Patienten mit Beratung

Die zugehörige Hypothese 5 muss im Rahmen der Arbeit falsifiziert werden. Zwar empfindet knapp die Hälfte die Beratung als „hilfreich", die andere Hälfte aber sogar als „sehr hilfreich". Nur einer äußert sich eher negativ.

Als Ergänzung wird die letzte Frage „Meinen Sie, dass Sie von zusätzlichen ernährungstherapeutischen Angeboten profitieren würden?" der Umfrage erörtert. Von 45 antwortenden Patienten sind 55,6 % (n =25) der Meinung „Ja", hingegen 22,2 % (n=10) äußern „ein bisschen" und 22,2 % (n=10) „nein". Die Mehrzahl der Patienten zeigt demnach Offenheit und Vertrauen bezüglich neuer ernährungsmedizinischer Konzepte.

4 Diskussion der Ergebnisse

4.1 Interpretation, Diskussion und Vergleiche

Die Hypothesen mussten nach Analyse falsifiziert oder in ihrer Aussagekraft eingegrenzt werden. Über die Ergebnisse ist eine Interpretation, Diskussion und Vergleich mit der Wissenschaft von Nöten. Dieses Kapitel widmet sich diesem.

4.1.1 Präsenz an fest angestellten Ernährungsfachkräften

Nach den Ergebnissen der Online-Umfrage gibt es durchaus Palliativstationen in Bayern, Baden-Württemberg und Hessen, die über eine fest angestellte Ernährungsfachkräfte verfügen. Mit vier Stationen (9,3 %), stellt dies eine überschaubare Zahl dar. Insgesamt haben aber die Mehrzahl (86,1 %) der teilnehmenden Palliativstationen die Möglichkeit eine Ernährungsfachkraft hinzuzuziehen. Bei den meisten Palliativstationen erfolgt dies über Konsilauftrag; bei ganz wenigen über eine Kooperation mit einer selbstständigen Ernährungsfachkraft.

Ebenso geht aus der Online-Umfrage hervor, dass sechs Stationen (18,8 %) die Möglichkeit verfügbarer Ernährungsfachkräfte mutmaßlich nicht nutzen. Sie gaben an, dass keine Beratungen / Betreuungen durch die Ernährungsfachkraft durchgeführt werden, trotz zugehöriger Aufgaben in der Ernährungsberatung oder der Erstellung von Therapieplänen, sowie der HomeCare-Versorgung. Ein Teil der Befragten konnte die Anzahl der Betreuungen nicht abschätzen (n=6, 18,8 %). Bei den restlichen antwortenden Stationen erfolgt der Einbezug in der Mehrzahl in geringem Umfang (1-3 Beratungen/Betreuungen pro Monat, n= 13 von 20). Hingegen sieben Stationen verdeutlichen, den erreichbar hohen Bedarf an Ernährungsberatung (1 bis > 7 x pro Woche). Die Aufgabenschwerpunkte der Fachkräfte liegen vor allem bei der Ernährungsberatung und der Aufnahme von Essenswünschen. Das spiegelt wider, dass Fachkräfte hauptsächlich konsiliarisch eingebunden werden. Nur bei zwei Ernährungsfachkräften gehört die Forschungstätigkeit zu den Aufgaben. Dabei handelt es sich um nicht-universitäre Einrichtungen. Wie diese Forschung betreiben, bleibt fraglich, denn der Einbezug erfolgt über einen Konsilauftrag. Letztlich würde Forschung helfen, Ernährungsmedizin im palliativen Setting evidenzbasiert voranzutreiben.

31

Das Thema wirft einen Forschungsbedarf auf, welcher vor allem auch universitäre Einrichtungen nutzen und leisten könnten. Fest angestellte Ernährungsfachkräfte verfügen zum Teil über weniger Aufgaben als konsiliarisch Tätige. Eine Ausnahme bildet die fest angestellte Ernährungsfachkraft mit über sieben Beratungen pro Woche bei restlicher Arbeitsverteilung auf anderen Stationen. Die restlichen fest angestellten Ernährungsfachkräfte sind hauptsächlich nur in geringem Umfang angestellt, was den Aufgabenbereich möglicherweise eingrenzt. Schließlich sind zwei Ernährungsfachkräfte lediglich fünf Stunden pro Woche angestellt. Die Krankenschwester mit ernährungsmedizinischer Weiterbildung ist zwar 20 Stunden pro Woche angestellt; den Aufgabenbereichen Ernährungsberatung und Ernährungskonzepten widmet sie sich bei ein bis drei Beratungen im Monat mutmaßlich der Konzepterstellung oder den Tätigkeiten in der Pflege.

Publizierte Zahlen zu den vorhandenen Professionen auf Palliativstationen konnten nicht gefunden werden. In der eigenen Online-Befragung wurde die Frage nach den „vorhanden" Professionen „im Team" gestellt (siehe Frage 10). Ernährungsfachkräfte konnten ebenso ausgewählt werden. Die Ergebnisse stehen allerdings im Widerspruch zu den bisherigen. Schließlich äußern hier 16 Stationsleitungen Ernährungsfachkräfte im Team zu haben, wohingegen zuvor 37 äußerten über Ernährungsfachkräfte zu verfügen und zumindest 25 diese sicher für Betreuungen zu nutzen. Mutmaßlich ergibt sich die Diskrepanz aus der undeutlichen Fragestellung. Gerade im Falle eines konsiliarischen Einbezugs von Ernährungsfachkräften kann die Formulierung „im Team vorhanden" zur Nichtauswahl führen. Insgesamt zeigen die Ergebnisse aber, dass neben Ärzten, Pflegekräften und dem Servicepersonal, am häufigsten Physiotherapeuten (n= 43 von 43), Seelsorger (n=41) und Sozialarbeiter (n=38) auf Palliativstation vorhanden sind. Einen Vergleich ermöglichen die Ergebnisse der Hospiz- und Palliativ-Erhebung (HOPE) von 2014. In dieser Publikation einer Versorgungsforschung werden die durchgeführten Maßnahmen auf Palliativstation dargestellt. Im Vergleich zur Physiotherapie wird die Option der Ernährungsberatung als beratende oder aktive Therapie wenig genutzt. Physiotherapeutische

Maßnahmen wurden im Rahmen einer Mobilisierung bei 75 % der Patienten, Massage bei 76 %, Warm-/Kalt-Anwendungen bei 13 %, Ödemdrainage bei 25 % und Atemtherapie bei 23 % der Patienten angewendet. Nur 16 % der Patienten erhielten eine Ernährungsberatung. Dagegen wurde eine hohe Anwendung künstlicher Ernährungstherapien aufgezeigt (enteral bei 65 %, parenteral bei 25 %).[52] Es ist kritisch anzumerken, ob das therapeutische Spektrum der Physiotherapie mit denen der Ernährungstherapie verglichen werden kann. Während Physiotherapeuten in der Regel immer aktiv am Patienten arbeiten, können die Aufgaben von Ernährungsfachkräften auch unabhängig vom Patienten sein. Ernährungsberatung und Essensbestellung sind entgegen der Vortrags-, Lehrtätigkeit und die Erstellung von Ernährungskonzepten, aktive Maßnahmen beim Patienten. Die Erstellung von Therapieplänen und die Organisation der HomeCare-Versorgung bedarf sowohl der Rücksprache mit dem Patienten, als auch der eigentlichen Organisation.

Letztlich zeigen auch Keller et al. (2014) auf: Diätassistenten werden generell zu wenig eingebunden. Neben der Unterschätzung der fachlichen Expertise von Diätassistenten fehlen vor allem Anforderungskriterien sodass der Einbezug bisher systemlos abläuft.[53] Dabei würde ein standardisiertes Ernährungsassessment (Bsp. Screening auf Mangelernährung) auch im palliativen Setting helfen Patienten zu identifizieren, die von einer Diätberatung profitieren.[54]

4.1.2 Meinung zum Einbezug von Ernährungsfachkräften

Insgesamt spricht sich die Mehrzahl (65 %) der Teilnehmer positiv für den Einbezug von Ernährungsfachkräften aus.

Andere sehen den Einbezug als „weniger sinnvoll" und einer als „überflüssig" an. Zur Aufklärung ist eine ausführliche Diskussion überdies notwendig.

---

[52] Vgl. Hospiz- und Palliativ-Erfassung HOPE, CLARA Klinische Forschung Clinical Analysis: HOPE 2014 Bericht, unter: 2014 https://www.hope-clara.de/download/Hope_2014_Bericht.pdf, (Zugriff am 11.11.2015).
[53] Vgl. Keller, H., Allard, JP., Laporte, M. et al.: Predicotors of dietitian consult on medical and surgical wards, in: Clinical Nutrition, 2014 und Keller, H.H., Vesnaver, E., Davidson, B. et al.: Providing quality nutrition care in acute care hospitals: perspectives of nutrition care personnel, in: Journal of Human Nutrition and Dietetics, 27. Jg., 2014, Nr. 2, S. 192-202, Zitiert nach: von Grundherr zu Altenthan und Weyerhaus, Julia: Konsultation von Diätassistentinnen im Krankenhaus, in: NUTRITON-NEWS-Forum für klinische Ernährung und Infusionstherapie und Diätetik, 12. Jg., 2015, Nr. 4, S. 17-19.
[54] Vgl. Ghori, M. Khurram and Dabu-Dondoc, Susan, Nutrition in Palliative Care, in: Essentials of Palliative Care, Springer Science+Business Media, New York, 2013, S. 137-161, S. 141-142.

<u>Argumentation: vorwiegend Patienten in der Sterbephase</u>

„Patientengut vorwiegend in der Sterbephase" stellt einen nachvollziehbaren Grund für eine Ablehnung des Einbezugs von Ernährungsfachkräften dar. Gleiches gilt für die zusätzliche Aufführung einiger keinen Nutzen in dem Einbezug zu sehen. Schließlich ist in der Terminalphase im Rahmen der Ernährung, lediglich das „Stillen von Hunger und Durst"[46] angezeigt.[55] Dies kann durch das Pflegepersonal im Rahmen der Basispflege gewährleistet werden. Invasive Ernährungstherapien sind in dieser Phase der Erkrankung (eher) ineffektiv, belastend und daher zu unterlassen,[55] was auch auf die Ernährungsberatung übertragen werden kann. Ein Teilnehmer bekräftigte, dass sterbende Patienten nicht die Kraft und die Lust haben sich mit dem Essen auseinanderzusetzen. Zudem verspüren Patienten im Sterbeprozess nur wenig Hunger und Durst. Geringe Mengen an Nahrung und Flüssigkeit reichen dann oftmals aus, um beides zu stillen.[55] Im Zweifelsfall bedarf es der Erfassung und Umsetzung spezieller Essenswünsche oder die Begleitung der Patienten und deren Angehörige in der reduzierten Nahrungsaufnahme (Bsp. nicht essen müssen, Verständnis, Information). Dafür ist aber nicht zwingend eine Ernährungsfachkraft von Nöten. Dementsprechend wird gemäß einer diesbezüglich argumentierten Pflegestationsleitung die (ernährungsmedizinische) Betreuung von den Palliativfachkräften übernommen. Ein Patientengut hauptsächlich in der Sterbephase lässt allerdings vermuten, dass eine frühe palliativmedizinische Betreuung auf der Palliativstation nicht erfolgt bzw. die Versorgung eher hospizorientiert gestaltet ist.

Die Angaben zur Statistik auf den Stationen zeigen eine durchschnittliche Entlassungs- und Sterberate von jeweils 50 %. Bei den Stationen mit fest angestellter Ernährungsfachkraft ist dies ähnlich (50, 50, 60 %). Lediglich eine Station dokumentiert eine Entlassungsrate von nur 30 %. Dies relativiert sich aber durch die reduzierte Stundenanzahl der Ernährungsfachkraft von fünf Stunden pro Woche. Es ist anzumerken, dass die Angaben möglicherweise Schätzungen entgegen Statistiken zugrunde liegen. Mit Verzerrungen kann gerechnet werden. Von der Palliativstation am UK Würzburg wurden im Jahr 2014 zum Vergleich 59 % der Patienten entlassen (n=186 von 315, nach Hause oder Ein-

---

[55] Vgl. Arends, J., Zürcher, G., Dossett, A. et al., (FN 33), S. S130.

richtung), 41 % verstarben auf Station (n=129). Für 54 Patienten war dies nicht die erste Aufnahme auf Station. Die Palliativstation zählt zwar eher zu denen mit einer höheren Entlassungsrate, hebt sich aber vom Durchschnitt nicht erheblich ab. Die leicht erhöhte Rate am UK Würzburg mag an der häufig frühen palliativmedizinischen Betreuung liegen. Das Palliativzentrum verfügt zudem über einen Konsildienst, der palliativ erkrankte Patienten auf anderen Klinikstationen mitbetreut. Neuerdings kann auch eine Palliativambulanz hinzugezählt werden (Angebote siehe Flyer, Anlage 3).

Argumentation: sehe keinen/nicht den Nutzen

Andere wählten als Begründung die vorgegebene Auswahlmöglichkeit „sehe keinen/nicht den Nutzen für Patienten (nicht in der Sterbephase befindlich)." Diese ausschließliche Angabe tätigten drei Teilnehmer, die ihre Einstellung zusätzlich in der freien Antwortmöglichkeit darstellten.

Spezifische Ernährungsprobleme - eine Kontraindikation für die Beratung?!

So werden nach der Ausführung eines Teilnehmers gerade beratungs- und betreuungsbedürftige Ernährungsprobleme scheinbar als Kontraindikation für eine Ernährungsberatung angesehen. Die Aussage „Viele Patienten haben Symptome wie Übelkeit/Erbrechen/Appetitlosigkeit/Ileus" lässt dies vermuten. Auch die freie Nennung „[...] Pat. haben oftmals Übelkeit [...]" lässt im Zusammenhang der Aussage mutmaßen: die Indikationen, Ziele und Inhalte zur Ernährungsberatung sind nicht bekannt. Ursächlich sind möglicherweise Darstellungen in der Literatur. Schließlich beziehen sich die Inhalte einer Ernährungsberatung demnach hauptsächlich auf den Themenbereich Anorexie / Kachexie.[37] Andere benennen zudem als Tätigkeitsbereich der Ernährungsfachkräfte lediglich die Ermöglichung von Essenswünschen.[26 27]

Dabei können bei Übelkeit Empfehlungen zur geeigneten Lebensmittel- und Getränkeauswahl helfen, Symptome zu lindern und eine Verstärkung durch eine ungünstige Auswahl zu vermeiden. Auch können allgemeine Empfehlungen (kleine Portionen, langsam essen, etc.), sowie vorbeugende Informationen (z. B. Ingwertee bei Übelkeit) vermittelt werden. Im Falle eines Appetitmangels, geht es bei medizinischer Indikation um Empfehlungen zur Appetitanregung und zur Steigerung der Energieaufnahme. Auch wenn eine ausreichende Energieaufnahme kein Ziel ist, kann eine Ernährungsberatung bei Appetitmangel sinnvoll sein: Wenn Patienten oder Angehörigen sich durch die verminderte Nahrungsaufnahme belastet fühlen. Ebenso der von einem Teilnehmer genannte Ileus stellt keine Kontraindikation dar. Schließlich leiden gerade diese Betroffenen unter Einschränkungen beim Essen. Wegen dem Verschluss im Darm erhalten die Patienten eine Magensonde, welche die gegessene Nahrung und Flüssigkeit in einem Beutel abweichen lässt. Zwar dürfen die Patienten dann essen; zumeist aber nur flüssige bis passierte Kost, um die Durchgängigkeit der Sonde sicherzustellen. Die Einschränkungen in der Auswahl sind für viele mit großem Verlust an Genuss und Lebensqualität verbunden. Die Energiemenge der oralen Nahrungsaufnahme spielt keine Rolle, da die Nahrung wieder ausgeleitet wird. Dennoch kann die Beratung Anregungen zu flüssigen oder passierten Speisen und Getränke liefern, was Patienten mitunter auch die Lust am Essen zurückholt und Genussmomente bereitet (Bsp. Eis).

Auch Erickson (2013) zeigt mögliche diätetische Empfehlungen bei Ernährungsproblemen wie Diarrhö und Mukositis bei einer Krebserkrankung auf.[56] Inhaltlich kann es zusammenfassend um die Vermittlung von Tipps zur Symptomlinderung[57] z. B. bei Mundtrockenheit oder bei Beschwerden nach Operationen im Gastrointestinaltrakt gehen. Bei Appetitmangel stehen Anregungen zur Verfügung, welche den Appetit, den Genuss und die Energiemenge (Bsp. hochkalorische Kost, energiereiche Drinks)[58] steigern sollen. Die Einstellung und Schulung bezüglich einer künstlichen Ernährungstherapie vermögen manche Ernährungsfachkräfte ebenso. Ferner können in Hinblick auf realistische Zielen aufgeklärt werden, Ängste genommen werden, Verständnis gezeigt werden, zwischen Patienten und Angehörigen bei Konflikten in dieser Thematik vermittelt werden, oder unnötige oder gar potentiell gefährdenden Diätvorschriften (Bsp. cholesterinarme Kost, Krebsdiäten) ausgeräumt werden. Vielfach

[56] Vgl. Erickson, Nicole: Dilemma zwischen Erfahrungswerten und Evidenz – Diät- und Ernährungstherapie für onkologische Patienten, in: Diät & Information, 2013, Nr.2, S. 14-17.
[57] Vgl. Gillespie, L. and Raftery, A-M.: Nutrition in palliative and end-of-life care, in: British journal of community nursing, 19. Jg., 2014, Nr. 7, S. S15-S20, S. S17-S18.
[58] Vgl. Löser, Christian, Jordan, Angela, Wegner, Ellen, Mangel- und Unterernährung-Strategien und Rezepte: Wieder zu Kräften kommen und zunehmen, Georg Thieme Verlag, Stuttgart, 1. Auflage, 2012, Trias Verlag.

kann sich auch das Eingehen auf die Sorgen und Ängste der Patienten und Angehörigen Linderung schaffen.[15] Erickson weist aber auch darauf hin, dass zwar die Ernährungstherapie in der Onkologie nachweislich relevant ist, für viele diätetische Interventionen liegen aber entgegen wissenschaftlicher Nachweise nur Expertenmeinungen oder Erfahrungen vor.[56]

Beratung bei reduzierter Nahrungsaufnahme unnütz?

Ein weiterer Teilnehmer äußert den Nutzen einer Ernährungsberatung nicht zu sehen, da viele Patienten ohnehin nur wenig äßen. Im Bedarfsfall bezieht diese Station aber dennoch Ernährungsfachkräfte konsiliarisch hinzu. In der eigenen publizierten Beobachtungsstudie konnte hingegen gezeigt werden, dass bei Patienten mit manifester DRM oder mit stark reduzierter Nahrungsaufnahme eine Steigerung des Genusses erzielt werden konnte.[12] Gerade diese Patienten könnten demnach womöglich von einer Ernährungsberatung profitieren. Oberholzer und Strasser (2012) zeigen allerdings eine mögliche zusätzliche Belastung durch Empfehlungen oder „Ratschläge", auch für Angehörige auf. Dies treffe vor allem bei unrealistischen Empfehlungen und Zielvorgaben zu.[20] Den Spagat, den Ernährungsberatung im Einzelfall leisten muss, ist damit aufgezeigt. Dennoch kann die Ernährungsberatung nicht generell abgelehnt werden. Schließlich werden bei einer behandlungsbedürftigen DRM zunächst Interventionen empfohlen, die sich der oralen Nahrungsaufnahme widmen. Ernährungsberatung, Ernährungsmodifikation und der Einsatz von Trinknahrungen stellen Möglichkeiten vor dem Einsatz einer künstlichen Ernährung im Bedarfsfall dar.[18 41] Ist hingegen eine adäquate Nahrungsaufnahme aufgrund der Erkrankungssituation nicht von Interesse, bedarf es nicht unbedingt einer Ernährungsberatung. Aufgrund möglicher Effekte auf den Genuss und bei psychischer Belastung durch die Symptome, kann die Beratung bei Wunsch angeboten werden. Denn die Steigerung des Genusses am Essen ist neben der Reduktion ernährungsbedingter Beschwerden Hauptziel der Ernährungstherapie in der Palliativsituation, so Acremann (2009) bekräftigend.[59]

---

[59] Vgl. Acreman, Sue: Nutrition in palliative care, in: British journal of community nursing, 14. Jg., 2009, Nr. 10, S. 427-431, S. 428.

Ernährung wird individuell nach den Wünschen gestaltet

Die Sicherstellung der Behandlungszufriedenheit (einschließlich der Essensversorgung) ist zusätzlich zur Beachtung des Wohlbefindens und der Lebensqualität[18] ein weiteres Ziel. So erklärte ein Teilnehmer, die Ernährung auf Station werde nach den individuellen Wünschen der Patienten gestaltet. Ein Argument, was ihn zu der Einstellung führt, der Einbezug von Ernährungstherapeuten für die Station sei „weniger sinnvoll". Dabei schließt eine bedürfnisgerechte Ernährungsversorgung auf Station eine Ernährungsfachkraft nicht aus. Womöglich bedarf es auf dieser Station keiner Unterstützung durch eine Ernährungsfachkraft, da alles vom Team gut gewährleistet wird? Oder werden die Ziele, Inhalte und Möglichkeiten der Ernährungstherapie ebenfalls nicht ausreichend beachtet? Weiterhin geht nicht hervor, welche sonstigen Ernährungstherapien auf Station stattfinden. Herrscht beispielsweise eine generelle Ablehnung der Ernährungstherapie, auch in Bezug auf die künstliche Ernährung? Weitere mögliche Interpretationen ergeben sich in der nachfolgenden Diskussion.

<u>Argumentation: Bezugnahme auf die Essensversorgung / -bestellung</u>

Rein auf die Essensversorgung beziehen sich drei in ihrer Begründung.

Patient entscheidet selbst was er essen will

Ein Beispiel bietet die Aussage: „Patient entscheidet selbst was er essen will oder nicht." Gewiss ist die Zufriedenheit mit der Essensversorgung bedeutsam im Zuge der Behandlungszufriedenheit, der Wahrung der Lebensqualität und des Genusses am Essen. Allerdings ist das Spektrum an ernährungstherapeutischen Möglichkeiten und ihrer Ziele nur unvollständig erfasst. Möglicherweise aufgrund eines Mangels an Wissen; schließlich gestaltet sich die Darstellungen in der Fachliteratur zum Teil gleichsam.[26][27][37] Anhand der Aussage könnte die Ernährungsberatung auch als strenger Richter angesehen werden, der lediglich Speisen verbietet. Womöglich herrschen auf Station aber noch alte Konzepte, d. h. die Fokussierung auf sterbende Patienten. Ob ernährungstherapeutische Symptome auf dieser Station beachtet werden, bleibt unklar.

Die DGEM-Leitlinie Klinische Ernährung in der Onkologie (2015) fordert die Nahrungsaufnahme nicht zu bagatellisieren. So solle auch bei Tumorpatienten in der palliativen Situation auf eine adäquate Nahrungsaufnahme geachtet werden. Immerhin kann die Überlebenszeit, weniger durch die Erkrankung als durch einen schlechten Ernährungszustand reduziert sein.[34] Hintergrund ist, dass die geschätzte Überlebenszeit ohne Nahrungsaufnahme zwei bis drei Monaten betrage. Als ein Kriterium zur Indikationsstellung wird sodann in der DGEM-Leitlinie Parenterale Ernährungstherapie die geschätzte Prognose aufgeführt.[60]

Demgegenüber stehen die Empfehlungen der DGP Pflege-Leitlinie „Ernährung und Flüssigkeit in der letzten Lebensphase". Zwar werden unter anderem das notwendige Assessment (Erfassung der Ernährungsprobleme), die Klärung sekundärer Ursachen einer reduzierten Nahrungsaufnahme, sowie Empfehlungen in der Versorgung und Beratung aufgezeigt. Die künstliche Ernährung wird indes (vorwiegend) abgelehnt. Aussagen wie

„In der letzten Lebensphase ist eine künstliche Ernährung selten indiziert. [...]." und „Eine bereits eingesetzte künstliche Ernährung sollte ggf. im informed consent abgesetzt werden [...].", mit dem späteren Hinweis „Verbessert sich die Prognose [...] wider Erwarten, müssen Strategien der kurativen Ernährungstherapie eingesetzt werden [...]."[61]

bestärken die nahezu ausschließliche Ablehnung künstlicher Ernährungstherapien. Die Ursache dieser Haltung kann an der Betrachtung der Zielgruppe liegen. Den Leitgedanken und Empfehlungen zufolge konzentriert sich die Leitlinie bei genannte „Schwerkranke und sterbende Menschen"[62] auf präfinale bis finale Patienten.

Die kritischen Anmerkungen sollen keinesfalls einen Freibrief für invasive Interventionen darstellen. Allerdings sollte angesichts möglicher Folgen der DRM zwingend überprüft werden, um welchen Patienten es sich letztlich handelt. Letzteres stellt auch Plauth (2011) dar.[63] Letztlich benötigt die künstliche Ernährungstherapie stets eine Indikationsstellung. Hierzu sei auf die Ausführungen in

---

[60] Vgl. Arends, J., Zürcher, G., Dossett, A. et al, (FN 33), S. 129.
[61] DGP, (FN 31), S. 10-11.
[62] DGP, (FN 31), S. 4.
[63] Vgl. Plauth, M.: Ernährung in der Palliativmedizin, in: Der Gastroenterologe, 6. Jg., 2011, Nr. 5, S. 380-386, S. 380.

den Leitlinien der DGEM verwiesen.[32] [33] [34] Ethische Gesichtspunkte liefert die DGEM-Leitlinie „Ethische und rechtliche Gesichtspunkte der Künstlichen Ernährung."[64], sowie der Artikel „Zu Fragen der Ernährung am Lebensende – unter besonderer Berücksichtigung ethischer Aspekte" von Wessenberger-Ledu und Frühwald (2013).[65]

Auch nach Prof. Dr. Löser seien Verallgemeinerungen durch Thematisierung der „Ernährung am Lebensende" nicht zielführend.[66] In der Tat, wirkt die Betitelung „„„…in der letzten Lebensphase" nach modernem Verständnis der Palliativmedizin unglücklich. Denn Palliativmedizin richtet sich generell an unheilbar erkrankte Menschen.[3] Diese können mitunter noch mehrere Wochen, Monate bis Jahre leben. Prof. Dr. Löser führt bei der Entscheidung zu ernährungstherapeutischen Maßnahmen drei leitführende Grundgedanken als Hilfestellung auf: „Was ist Ernährung?", „Für wen ist es wichtig, dass der Patient ernährt wird?" und „Von welchen Patienten reden wir?". Letzteres beinhalte, so Löser, die Ansicht bekräftigend, die Beachtung des Einzelnen. Vorherrschendes Krankheitsstadium (therapeutisch noch behandelbare Frühphase versus terminale Phase), sowie die individuelle Lebensqualität und Zielsetzung des Patienten werden als Beispiele genannt.[66] Auch Bozzetti (2014)[67] und Good et al. (2015)[68] plädieren die letzte Lebensphase beziehungsweise das vorliegende Patientengut zu definieren. Eine aktuelle Publikation geht diesem nach indem zwischen Ernährung in der frühen palliativmedizinischen Phase, im späten Palliativstadium bzw. „late stage of palliative care" und der Ernährung in den letzten Tagen unterschieden wird.[69] Das Zentrum für Palliativmedizin am UK Würzburg optimierte in Hinblick des vielfältigen Patientenguts ihre Behandlungskonzepte und teilte „die letzte Lebensphase" ebenfalls in weitere Stufen ein. In der Anlage 4 können diese

---

[64] Vgl. Oehmichen, F., Ballmer, P.E., Druml, C. et al.: Leitlinie der Deutschen Gesellschaft für Ernährungsmedizin (DGEM) Ethische und rechtliche Gesichtspunkte der Künstlichen Ernährung, in: Aktuelle Ernährungsmedizin, 38. Jg., 2013, S. 112-117.
[65] Vgl. Weissenberger-Leduc, M. und Frühwald, T.: Zu Fragen der Ernährung am Lebensende – unter besonderer Berücksichtigung ethischer Aspekte, in: Aktuelle Ernährungsmedizin, 38. Jg., 2013, Nr. 5, S. 353-361.
[66] Vgl. Löser, Christian, (FN 41), S. 49-50.
[67] Vgl. Bozzetti, Federico: Nutrition, hydration, and patient's preferences at the end of life, in: Support Care Cancer, 23. Jg., 2015, Nr. 6, S. 1487-1488, S. 1487.
[68] Vgl. Good, P., Richard, R., Syrmis, W. et al.: Medically assisted nutrition for adult palliative care patients (Review), in: status and date: New search for studies and content updated (no change to conclusions), The Chorane Collaboration, 2014, Nr. 4, S. 1-19, S. 7.
[69] Vgl. Watson, Max and Rodgers, Alison: Nutrition and palliative care, in: InnovAiT: Education and inspiration for general practice, 2015, S. 1755738015581027, S. 1-6, S. 2 + 5.

Stufen, einschließlich des Krankheitsstadiums und der Ziele eingesehen werden.

Umsetzungsmöglichkeiten begrenzt?

Neben der künstlichen Ernährung als therapeutische Intervention, gibt es gerade im Bereich etablierter Allgemeinmaßnahmen nach Erfahrung und Literaturrecherche vielfältige Umsetzungsmöglichkeiten. Dies gilt auch unabhängig extern zubereiteter Speisen. Die Argumentation, der Einbezug von Ernährungsfachkräften sei „weniger sinnvoll" da die Umsetzungsmöglichkeiten in der Klinik sehr begrenzt seien, ist diskussionsbedürftig. Dabei ist unklar auf welchen Gegenstand sich die Begrenzung bezieht. So kann die Umsetzung von Essenswünschen ggf. auch auf Grundlage von Empfehlungen gemeint sein oder die Etablierung neuer Konzepte. Ausreichend Auswahlmöglichkeiten in der Ernährungsversorgung sind für den Erfolg einer Ernährungsberatung auf Station entscheidend. Ungeachtet der Missstände muss aber auch daran gedacht werden, dass viele Patienten wieder in den häuslichen Bereich entlassen werden. Sorgen und Schwierigkeiten aufgrund von Ernährungsprobleme könnten durch eine Beratung und Information hingegen minimiert werden. In Bezug auf die Etablierung neuer Konzepte durch Ernährungsfachkräfte stellen begrenzte Möglichkeiten sicherlich ein Hindernis dar. Es sollte die Motivation zu weiteren Möglichkeiten aber nicht einschränken. So stellen selbstgemachte hochkalorische Milchshakes (Bsp. Palliativstation UK Würzburg) ein hohes Maß an Kooperation durch die Klinik (-küche) voraus. Daneben können aber auch durch einfache Mittel große Effekte erzielt werden. Auf der Palliativstation am UK Würzburg wurde beispielsweise eine Teebar mit therapeutischen Tees (z. B. Salbeitee bei Mund-/Schleimhautentzündungen) und Tees für den Genuss erstellt. Finanziert wurde die Teebar durch Spendenmittel. Farbiges, ansprechendes Geschirr soll die Lust und den Genuss am Essen steigern. Dekoratives Anrichten von Speisen (z. B. vom stationseigenen Kräutergarten), und das Anbieten von kleinen Essensportionen stellen als Beispiele weitere einfache Mittel dar. Andere führen eine „Apero-Runde" auf, welche den Appetit durch einen Aperitif vor dem Essen steigern soll, aber auch ein Stück weit Leben und Freiheit zu symbolisieren vermag.[70] Hospizhelfer und Schüler (z. B. auch von Diätassistentenschulen) können aus Erfahrung für Unterstützung sorgen.

Ernährungsberatung ggf. erfolglos?

Folgende Anmerkung am Ende der Umfrage regt zum Nachdenken an: „In spezifischen Fällen (Dysphagiesituationen, Ösophagusstents, etc.) hat sich eine Ernährungsberatung und –planung durch eine Diätassistentin – wenn auch mit unterschiedlichem Erfolg, weil der Verlauf bei unserem Klientel auch schlecht prognostizierbar ist – durchaus bewährt". Hier stellt sich die Frage, welche Maßstäbe an den Erfolg einer Ernährungsberatung im palliativen Setting gesetzt werden. Nach Oberholzer und Strasser (2012) könne es zu einer Unzufriedenheit mit der Ernährungstherapie kommen, wenn Ziele unrealistisch formuliert würden. In der Zielsetzung empfehlen diese u. a. realistische Ziele zu setzen und die Ziele einzeln zu definieren (z. B. Reduktion des Völlegefühls).[71] Ein Beispiel bietet die DGEM-Leitlinien-Empfehlungen zur enteralen Ernährung außerhalb antitumoralen Therapien. Darin wird aufgeführt: „Ein Wiederaufbau verlorener Körpermasse ist bei einer Tumorerkrankung nicht möglich (C)." Als realistisches Ziel der Ernährungstherapie wird folglich die Minimierung des Gewichtsverlustes angesehen. Das vermöge die Lebensqualität zu stabilisieren, so in der Leitlinie zitiert.[32]

Ebenso bedürfen ernährungstherapeutische Maßnahmen aus Erfahrung stets einer Evaluation und Neuanpassung an die Situation. Die Unterstützung des Patienten bei einem Ernährungsproblem ist auch bei späterer Verschlechterung oder Tod des Patienten nicht als unnütz anzusehen. Im Hinblick auf den Erfolg mögen mangelnde Compliance die Effekte reduzieren, so Richardson und Davidon (2015).[72] Allerdings sollten im Palliativbereich nicht nur objektive Parameter, wie z. B. das Gewicht, als Erfolgsparameter gewertet werden. Qualitative Aspekte wie die Zufriedenheit mit der Beratung oder den Effekt auf Symptome

---

[70] Vgl. Schmid, Ulrike, Grundlagen und Besonderheiten der palliativen Pflege/Essen und Trinken, in: Palliative Care-Handbuch für Pflege und Begleitung, Kränzle, Susanne/Schmid, Ulrike/Seeger, Christa (Hrsg.), Berlin/Heidelberg, 5. Auflage, 2014, S. 232-238., S. 234.
[71] Vgl. Oberholzer, Rolf und Strasser, Florian, (FN 20), S. 311-312.
[72] Vgl. Richardson, R. and Davidson, I., (FN 28), S. 191.

sind beispielsweise ebenso beachtenswert.[73] Den Ergebnisse der Patientenbefragung am Palliativzentrum des UKs Würzburg zufolge empfanden Patienten, die eine Beratung erhalten haben, diese größtenteils als „sehr hilfreich" oder „hilfreich".

Argumentation: Beratung erfolgt durch das Team

Die Leitlinie der DGP für Pflegekräfte bekräftigt: Patienten mit palliativer Erkrankung und auch deren Angehörige bedürfen der Beratung und Unterstützung im Bereich Ernährung.[74] Wie bereits aufgeführt findet ein Verweis auf Ernährungsfachkräfte in der Leitlinie nicht statt. Es scheint, als solle die Ernährungsberatung ausnahmslos durch die Pflege erfolgen. Auch Teilnehmer führen als Gegenargument auf, dass die Beratung durch das Team oder einer weitergebildeten Pflegekraft durchgeführt werde. Die Relevanz der Ernährungsmedizin scheint auf diesen Stationen allerdings erkannt zu sein.

Der Expertenstandard Ernährungsmanagement zur Sicherung und Förderung der oralen Ernährung in der Pflege (Deutsches Netzwerk für Qualitätsentwicklung in der Pflege, DNQP) bekräftigt die bedeutende Rolle der Pflege im Ernährungsmanagement.[75] In sogenannten Ernährungsteams, die sich schwerpunktmäßig mit der künstlichen Ernährung beschäftigen, sind ebenso Pflegekräfte etabliert.[76] Fortbildungen befähigen Pflegekräfte mit zusätzlichem Wissen, aufmerksam auf die Problematiken zu werden und entsprechende Maßnahmen zu ergreifen. Die Kenntnisse können in einfachen Problembereichen (Bsp. Beratung zur Einnahme von Trinknahrungen) angemessen sein, sich in komplexen Fällen allerdings als unzureichend erweisen. Vor allem wenn die Beratung durch das gesamte Team durchgeführt wird.

---

[73] Vgl. Richardson, R. and Davidson, I.,The contribution of the dietitian and nutritionist to palliative medicine, in: Oxford Textbook of palliative medicine, Hanks, G./Cherny, N.I./Christakis, N.A./Fallon, M./Kaasa, S./Portenoy, R.K., Oxford university press, New York, 4. Auflage, 2011, S. 222-226, S.222.
[74] DGP, (FN 31), S. 8.
[75] Vgl. Deutsches Netzwerk für Qualitätsentwicklung in der Pflege (DNQP), Aufgaben der Pflege, Kooperation und Schnittstellenmanagement, (FN 44), S. 88-95, S. 88-89.
[76] Vgl. Valentini, L, Volkert, D., Schütz, T.: DGEM-Terminologie in der klinischen Ernährung, (FN 14), S. 100.

Viele Tätigkeiten vermögen letztlich durch Pflegekräfte geleistet werden (siehe Bsp. Expertenstandard[77]). Auch die Fortbildung einer Pflegekraft als Multiplikator ist sinnvoll. Spezifische ernährungstherapeutische Beratungen (z. B. nach Operationen im Magen-Darm-Trakt) erfordern hingegen eine (langjährig) ausgebildete Ernährungsfachkraft, wie Diätassistenten oder Ökotrophologen.[78] Schließlich sind umfassende ernährungsmedizinische Kenntnisse nötig.

Aus einer Untersuchung nach Implementierung des Expertenstandards geht auch hervor, dass ohne Schulung und Anleitung der Pflegekräfte, Fehler in der Umsetzung auftreten können (Anwendung von Screeningtools).[79] Bükki et al. (2014) schlussfolgerte darüber hinaus in einem Beitrag: „In den Gesundheitsberufen besteht ein Mangel an Sicherheit und Fachwissen bezüglich Ernährung und Flüssigkeitsgabe am Lebensende. [...].“[80] Schulungen, geleitet von Ernährungsfachkräften, sind demnach gerade bei hoher anteilsmäßiger Durchführung des Ernährungsmanagements durch die Pflege von Nöten.

Eine Festanstellung einer Ernährungsfachkraft mag bei guter Durchführung des Ernährungsmanagements nicht zwingend erforderlich sein. Dennoch bedarf es in einigen Fällen, wie beispielhaft aufgezeigt, den Einbezug von Ernährungsfachkräften. Demgemäß verweist der Expertenstandard auf Kooperation mit den beteiligten Berufsgruppen wie Ernährungsfachkräften,[77] wobei Pflegefachkräfte als Koordinatoren im Ernährungsmanagement fungieren sollen.[81] Außerdem könne der regelmäßige Austausch oder die Inanspruchnahme von qualifizierten Fachkräften für zusätzlichen Input durch Informationen über neue Erkenntnisse sorgen, was eine Teilnehmerin anmerkte. Womöglich löst das Team aber die Beratung intern, da die Beratung auf einer Palliativstation auch eine palliativmedizinische Sichtweise und Erfahrungen im Umgang mit Patienten

---

[77] Vgl. Deutsches Netzwerk für Qualitätsentwicklung in der Pflege (DNQP), Rolle der Pflege im multiprofessionellen Team, (FN 44), S. 89-91, S. 91.
[78] Vgl. Koordinierungskreis zur Qualitätssicherung in der Ernährungsberatung und Ernährungsbildung: Rahmenvereinbarung zur Qualitätssicherung in der Ernährungsberatung und Ernährungsbildung in Deutschland, in der Fassung vom 16.06.2014, erstmals veröffentlicht am 12.04.2005, unter: https://www.dge.de/fileadmin/public/doc/fb/14-06-16-KoKreis-EB-RV.pdf, S.1-20, S. 7, (Zugriff am 16.11.2015).
[79] Vgl. Fleischer, Nadine und Klewer, Jörg: Untersuchung des Ernährungsmanagements vor und während der Implementierung des nationalen ExpertenstandardsErnährungsmanagement zur Sicherstellung und Förderung der oralen Ernährung in der Pflege in einer stationären Altenpflegeeinrichtung, in: HeilberufeScience, 2. Jg., 2011, Nr. 4, S. 143-149, S. 143.
[80] Vgl. Bükki, J., Unterpaul, T., Nübling, G. et al.: Künstliche Ernährung und Flüssigkeitsgabe am Lebensende–ja oder nein: sind Pflegekräfte und ärztliches Personal auf solche Entscheidungen vorbereitet?, in: Zeitschrift für Palliativmedizin, 15. Jg., 2014, Nr. 3, S. V40.
[81] Vgl. Deutsches Netzwerk für Qualitätsentwicklung in der Pflege (DNQP), Abb. 2, (FN 44), S. 31.

benötigt, welche extern hinzugezogene Fachkräfte womöglich nicht in vergleichbarem Maße vorweisen können. Vorteilig gegenüber Externen ist zudem die tägliche Betreuung des Patienten und direkte Kenntnis- und Einflussnahme auf Probleme, wodurch sich auch die hohe Verantwortlichkeit im Ernährungsmanagement ergibt.[75] Die Frage nach den zunehmend verdichteten zeitlichen Ressourcen von Pflegekräften steht den Vorteilen (v. a. für eine Beratungstätigkeit) zusätzlich gegenüber. Interessierte, informierte Patienten und Angehörige wünschen womöglich einen speziell, ausgebildeten Ansprechpartner. Eine ausgewiesene Ernährungsfachkraft könnte den Patienten erleichtern das Angebot einzufordern. Außerdem bedarf es zur Beratung neben Fachwissen gewisser Kompetenzen und Strukturen, welche Ernährungsfachkräfte in der Ausbildung explizit trainieren.

Hospizhelfer, wie ferner genannt wurde, in die Essensbestellung einzubeziehen ist durchaus möglich. Mit „Anpassung an den täglichen Bedarf" wurde sicherlich die Essensversorgung angesprochen. Es wird allerdings gemutmaßt, dass auch im Rahmen der Essensbestellung es in spezifischen Fällen mehr Fachkenntnis bedarf, als die ehrenamtlich Tätigen bieten können. Die Station lehnt den Einbezug von Ernährungsfachkräften (nachvollziehbar) ab, da vorwiegend sterbende Patienten auf Station behandelt werden. Der Einbezug von Hospizhelfern für ausgewählte ernährungsmedizinische Bereiche kann erfahrungsgemäß sehr unterstützend sein. Ein mögliches Aufgabenfeld ist beispielsweise die Zubereitung von Speisen und Getränken im Rahmen von Aktionen, z. B. „Weihnachtsbäckerei".

Argumentation: Zu viele in die Betreuung involvierte Personen

Mit der Aussage „zu viele in die Betreuung involvierte Personen" legt ein Teilnehmer seinen Grund für eine negative Meinung dar. Dabei gebührt die Aussage mutmaßlich der Betreuung direkt am Patienten. Womöglich bezieht es sich auch auf die Größe des multiprofessionellen Teams auf der Palliativstation. Dieser Aspekt wird in der Diskussion über mögliche Zukunftskonzepte aufgegriffen.

45

4.1.3 Ernährungskonzepte/-standards

Die Hypothese, Palliativstationen würden über keine speziellen Ernährungskonzepte/- standards verfügen, musste nach Analyse der Online-Umfrage widerlegt werden. Schließlich können 20,9 % eine schriftliche Ausfertigung vorlegen und 37,2 % haben zumindest konzeptionelle Ideen oder Qualitätsansprüche. Das zeigt, dass sich die Mehrzahl der Palliativstationen mit dem Thema Ernährung auseinandergesetzt hat. Denn auch Bär (2011) beschreibt treffend das Konzept als eine geordnete Formulierung von Gedanken, unabhängig von der schriftlichen Fixierung.[82] Die Niederschrift gebietet Vorteile wie beispielsweise die Gewährleistung des benötigten Wissensstands für das Personal. Weiterhin kann durch die Darstellung von Prozessen ein festgelegter, einheitlicher Qualitäts- und Versorgungsstandard geschaffen werden. Auch für die Einarbeitung neuer Mitarbeiter oder für Schulungszwecke ist derartige Niederschrift hilfreich.[83] Daneben vermag es die Kommunikation durch festgesetzte, definierte Begrifflichkeiten im Team vereinfachen.

Für den Pflegebereich liegen (zumeist hausinterne) Pflegestandards, sowie national vorgegebene „Expertenstandards"[84] in schriftlicher Form vor. Neben Standards zur Struktur (z. B. Kompetenzabgrenzung) sollten in einem Pflegestandard auch Prozessstandards (beschreibt das Handeln und der einzelnen Maßnahmen) und Ergebnisstandards (Pflegeziele) integriert sein.[85] Übertragen auf die Ernährungsmedizin können im Rahmen der Prozessdarstellung einfache ernährungstherapeutische Aufgaben aufgeführt werden. Das kann das Pflegepersonal in der Umsetzung des Ernährungsmanagements unterstützen. Aber auch der notwendige Einbezug von ausgebildeten Ernährungsfachkräften könnte aufgezeigt werden (=Struktur, Bsp. Expertenstandard Ernährungsmanage-

---

[82] Vgl. Bär, Stefan, Theoretische Anleitung/Einordnung der Arbeit in einen differenzierungstheroretischen Gesamtzusammenhang, in: Das Krankenhaus zwischen ökonomischer und medizinischer Vernunft – Krankenhausmanager und ihre Konzepte, VS Verlag für Sozialwissenschaften, Wiesbaden, 1. Auflage, 2011, S. 22-34, S. 32-33.
[83] Vgl. Lohfert, C. und Kalmár, P.: Behandlungspfade: Erfahrungen, Erwartungen, Perspektiven, in: Internist, 47. Jg., 2006, Nr. 7, S. 676-683, S. 676.
[84] Vgl. Hochschule Osnabrück, DNQP: Expertenstandards und Auditinstrumente-Aktuelle Veröffentlichungen, unter: http://www.dnqp.de/38029.html, (Zugriff am 16.11.2015).
[85] Vgl. von Stösser, Adelheid, Der Einfluss von Pflegestandards auf die heutige Situation in der Krankenpflege, in: Pflegestandards: Erneuerung der Pflege durch Veränderung der Standards, Stösser, Adelheid (Hrsg.), Springer-Verlag, Berlin Heidelberg New York, 3. Auflage, 1994, S. 1-11, S. 2.

ment). Im Der Expertenstandard empfiehlt solche Verfahrensregeln festzulegen.[86]

Ein Teilnehmer der Online-Befragung sieht eine konzeptionelle Herangehensweise für nicht sinnvoll an, da das Patientengut sehr unterschiedlich sei und stets eine individuelle Herangehensweise erfordere. Zweifellos sollte der einzelne Patient in der Umsetzung betrachtet werden. Empfehlungen über mögliche Maßnahmen, Hintergrundwissen und Definition der Zuständigkeiten in einem Konzept schließen eine individuelle Herangehensweise aber nicht aus. Handlungsleitlinien dürfen in der Anwendung kein striktes Dogma darstellen. Dann können Konzepte und Standards sinnvolle Hilfsmittel für ein entsprechendes Ernährungsmanagement für die eigene Station darstellen. Marienfeld et al. (2013) konnten zeigen, dass ein standardisiertes Ernährungsmanagement effektiv in der Identifikation und Behandlung einer Mangelernährung ist und gleichzeitig Kosten einspart und die Erlöse steigern kann.[87]

Die Vielschichtigkeit und Komplexität des Patientenguts ist im palliativmedizinischen Setting gegeben. Betrachtet man allerdings die Ernährungsprobleme der Patienten nach der Studie auf der Palliativstation des UK Würzburgs, ist die Spannweite an Problematiken überschaubar.[12] Nicht alle müssen im Konzept aufgegriffen werden, für die häufigsten lägen aber zumindest Handlungsleitlinien vor. Und wie bereits aufgeführt, muss ein Konzept nicht nur Maßnahmen aufzeigen, sondern kann auch Hintergrundwissen und Zuständigkeiten beispielsweise beinhalten.

Der zeitliche Aufwand kann ein weiteres Hindernis für eine Niederschrift sein. Die Niederschrift und dessen Etablierung sind aufwändig, unabhängig von vorhandener Literatur. Deswegen können mutmaßlich nur ein kleiner Teil der Stationen ein schriftlich fixiertes Konzept vorweisen. Andererseits wird möglicherweise das Ernährungsmanagement zufriedenstellend umgesetzt. Ein komplettes, ausführliches Konzept über alle ernährungstherapeutischen Möglichkeiten ist dann nicht zwingend notwendig. Zumeist gibt es Teilsegmente, die bereits hervorragend umgesetzt werden, andere bedürfen der Optimierung. Angesichts

---

[86] Vgl. DNQP, Kommentierung der Standardkriterien, (FN 44), S. 32-51, S. 40-41.
[87] Vgl. Marienfeld, S., Wojzischke, J., Zeuzem, S. et al.: Erfassung krankheitsbedingter Mangelernährung und Abbildung der Nebendiagnose Mangelernährung im DRG-System, in: Aktuelle Ernährungsmedizin, 38. Jg, 2013, Nr. 1, S. 18-23.

der Effizienz kann bei generellem Verständnis der Optionen auch zunächst die Bearbeitung von unbefriedigenden Teilsegmenten (z. B. Mangel an Wissen, Unkoordiniertes Handeln) empfohlen werden. Werden Ernährungsfachkräfte lediglich konsiliarisch einbezogen, bietet eine vollständige Version Vorteile. Schließlich müssen viele Aufgaben im Ernährungsmanagement selbst von der Pflege übernommen werden. Ein Leitfaden, Maßstab im Sinne eines Konzepts oder Standards, könnte Hilfe in der Bewältigung bieten und Schnittstellen zu Ernährungsfachkräften zeigen.

Die Stationen der Online-Umfrage mit fest angestellter Ernährungsfachkraft verfügen über kein Ernährungskonzept oder –standard. Vermutlich werden die meisten Aufgaben von der Ernährungsfachkraft oder den Ärzten (künstliche Ernährung) routiniert und zufriedenstellend durchgeführt. Außerdem nehmen die teilnehmenden Pflegestationsleitungen womöglich eine bereits etablierte konzeptionelle Herangehensweise nicht als bewusst war.

Die Bearbeitung eines Konzepts sollte, um eingangs aufgezeigte Mängel zu vermeiden, unter Zusammenarbeit vor allem mit Ernährungsfachkräften, erfolgen. Bei 37 verfügbaren Ernährungsfachkräften gehört bei 12 die Konzepterstellung und Umsetzung zum Aufgabenbereich.

4.1.4 Ansichten der Patienten

Am Palliativzentrum am UK wurden konzeptionelle Ideen im Verlauf eines Ernährungsprojektes eingeführt. Die Zufriedenheit und Einstellungen zur ernährungstherapeutischen Betreuung wurden in einer Patientenbefragung erfasst. Den Ergebnissen zufolge empfindet der überwiegende Teil der Patienten die Möglichkeit einer ernährungsmedizinischen Betreuung als „wichtig" (höchste Kategorie). Nur einer betrachtet dies als „eher unwichtig" und keiner als „unwichtig". Der überwiegende Anteil der teilnehmenden Patienten äußert eine Beratung oder Betreuung erhalten zu haben. Möglicherweise ist die positive Einstellung, bei gleichzeitig hoher Zufriedenheit, erst durch die stattgefundene Beratung entstanden. Ein Argument, welches nicht geklärt werden kann. Schließlich wurde aus ethischen Gründen auf eine Kontrollgruppe verzichtet. Zu ähnlichem Ergebnis kam aber eine Untersuchung um Uster et al. (2014). In einer

Umfrage bei Patienten mit metastasiertem Krebs empfanden 70 % der Patienten Ernährung und Bewegung als wichtig oder sehr wichtig. Regelmäßige Ernährungsberatungen wünschen sich 30 %, wohingegen 36 % eine einmalige Beratung und 15 % schriftliche Informationen oder eine virtuelle Beratung vorziehen würden.[88] Die subjektive Relevanz mag aus dem hohen Unterstützungsbedarf zum Thema Ernährungstherapie resultieren, der nach einer Patientenbefragung von Amano et al. (2015) bestehe. Insgesamt 95 % der teilnehmenden Patienten äußerten bei Aufnahme auf Palliativstation offenen Bedarf an diesbezüglichem Fachpersonal (zum Thema Kachexie) zu haben; davon 76 % sehr starkem Bedarf.[89] Nicht zuletzt entscheiden sich Patienten für die Verlegung auf die Palliativstation am UK Würzburg wegen der vielfältigen supportiven Angebote, wie der Ernährungsberatung. Das große Interesse an komplementärmedizinischen Maßnahmen (Bsp. Yoga) verdeutlicht den Wunsch einiger Patienten aktiv vorzugehen.[90] Letztlich können Supportivangebote auch suggerieren: „Selbst wenn nichts mehr zu machen ist, ist noch viel zu tun".[91]

Nahezu alle teilgenommenen Patienten (97,2 %) sehen die Beratung als „sehr hilfreich" oder „hilfreich" an. Die Leistung wird demnach subjektiv als gewinnbringend empfunden. Die Ergebnisse sprechen für die individuelle Zielsetzung am Palliativzentrum der UK Würzburg. Ob die Meinung der Patienten allerdings aus objektiven Parametern resultiert (das Gewicht, die Reduktion von Beschwerden) oder anhand subjektiver Befindlichkeiten (Genuss steigern, Druck nehmen, Verständnis zeigen) ist unklar. Der Vergleich mit anderen Studien gestaltet sich daher schwierig. Gemäß Fokus der Palliativmedizin ist die Datenlage zu den Effekten der Ernährungsberatung auf die Lebensqualität beachtenswert. Unstrittig ist, dass eine DRM mit einer schlechteren Lebensqualität und Befindlichkeit assoziiert ist.[17] Dagegen stellen sich Daten zu den Effekten der Beratung auf die Lebensqualität widersprüchlich dar. Weiterhin liegen bezogen

[88] Vgl. Uster, A., Rühlin, M., Mey, S., et al.: Ernährung- und Bewegung als unterstützende Therapien bei Patienten mit metastasiertem Krebs: Interessen und Präferenzen, in: Aktuelle Ernährungsmedizin, 39. Jg., 2014, Nr. 3, S. P10.
[89] Vgl. Amano, K., Maeda, I., Morita, T. et al: Need for nutritional support, eating-related distress and experience of terminally ill patients with cancer: a survey in an inpatient hospice, in: BMJ supportive & palliative care, 2015, S. bmjspcare-2014-000783.
[90] Vgl. Hübner, J., Münstedt, K., Stoll, C. et al.: Komplementäre und alternative Medizin in der Palliativmedizin bei Tumorpatienten, in: Der Onkologe, 19. Jg., 2013, Nr. 2, S. 101-107, S. 101-102.
[91] Bayrischer Palliativ- und Hospizverband: Hospiz- und Palliativwegweiser für Bayern, unter: http://www.bhpv.de/wegweiser/, S. 1-76, S. 3, (Zugriff am: 16.11.2015).

auf palliativ erkrankte Patienten wenige Daten vor. Baldwin et al. (2011) zeigten beispielsweise, dass einfache ernährungstherapeutische Interventionen, wie die Ernährungsberatung und der Einsatz von Supplementen, keinen Effekt auf Ernährungsstatus oder Lebensqualität von Patienten mit fortgeschrittener Krebserkrankung (Gastrointestinaltrakt, Lungenkrebs, Mesotheliom) hatten.[92] Hingegen Prevost et al. (2012) kam in einem Review zum Schluss, Ernährungsberatung habe bei Krebspatienten in der Palliativversorgung einen positiven Einschluss auf die Lebensqualität.[93] In Bezug auf mangelernährte Krebspatienten generell gelangt Baldwin et. al (2011) in einem Review und Metaanalyse zu gleichem Fazit. Außerdem könne durch (orale) Ernährungsinterventionen die Nahrungsaufnahme gesteigert werden.[94] Uster et al. (2013) können nach einer randomisierten kontrollierten Studie bei Krebspatienten, dieses Fazit lediglich in Bezug auf die Nahrungsaufnahme, nicht aber auf die Lebensqualität bestätigen.[95] Die derzeitige Datenlage ist insgesamt kontrovers. Allenfalls präsentiert das überwiegend gezeigte Vertrauen der Patienten in zusätzlichen ernährungstherapeutischen Angeboten das Interesse und die Offenheit an Ernährungssupport auf Palliativstation.

4.2 Limitationen der Studie

Die Ergebnisse der Umfragen sind in ihrer Aussagekraft begrenzt. Die Online-Befragung von Stationsleitungen erfolgte lediglich in drei Bundesländern im Mittel und Süddeutschen Raum. Aussagen bezogen auf ganz Deutschland sind demnach nicht möglich. Außerdem haben nur knapp über die Hälfte der möglichen Stationen teilgenommen. Dies schränkt die Repräsentativität weiter ein. Gründe für die Nichtteilnahme wurden nicht erfasst. Weiter ließen einige relevante Fragen methodisch keine Möglichkeit der Ausweichung zu. Diese Fragen mussten, und das zum Teil ohne freie Antwortmöglichkeit, beantwortet werden

---

[92] Vgl. Baldwin, C., Spiro, A., McGough, C., et al.: Simple nutritional intervention in patients with advanced cancers of the gastrointestinal tract, non-small cell lung cancers or mesothelioma and weight loss receiving chemotherapy: a randomised controlled trial, in: Journal of Human Nutrition and Dietetics, 24. Jg., 2011, Nr. 5., S. 431-440.
[93] Vgl. Prevost, V. and Grach, M.-C: Nutritional support and quality of life in cancer patients undergoing palliative care, in: European Journal of Cancer Care, 21. Jg., 2012, Nr. 5, S. 581-590.
[94] Vgl. Baldwin, C. Spiro, A., Roger, A, et al.: Oral Nutritional Interventions in Malnourished Patients With Cancer: A Systematc Review and Meta-Analysis, in: Journal of the National Cancer Institute, 104. Jg., 2012, Nr. 5, S. 371-385.
[95] Vgl. Uster, A. Ruefenacht, U., Ruehlin, M et al.: Influence of a nutritonal intervention on dietary intake and quality of life in cancer patients: a randomized controlled trial, in: Nutrition, 29. Jg., 2013, Nr. 11, S. 1342-1349.

um fortzufahren. Gegebenenfalls muss deshalb mit Verzerrungen der Ergebnisse gerechnet werden.

Limitationen weist auch die Befragung von Patienten der Palliativstation auf. Der Methode entsprechend wurden nur Patienten befragt, die dazu kognitiv und sprachlich in der Lage waren und bei denen die hygienischen Bedingungen eingehalten werden konnten. Meinungen über die Relevanz und Effektivität von letztlich verstorbenen Patienten, die zuvor eine Beratung erhalten haben, liegen gemäß Methodik nicht vor. Die gesammelten Daten können aufgrund der Ausschlussquote nicht repräsentativ für alle Patienten der Palliativstation gelten. Des Weiteren hat nur die Hälfte der Patienten an der Befragung teilgenommen. Zudem wurden einige Patienten aufgrund schneller und spontaner Entlassung krankheits- oder urlaubsbedingt für die Befragung verpasst.

Die Patientenbefragung fand auf einer Palliativstation mit vorhandener Ernährungsfachkraft statt. Die Zufriedenheit mit der Essensversorgung und der Beratung spiegeln womöglich die bisherigen Mühen im Ernährungsmanagement wieder. Die Mehrzahl der teilgenommenen Patienten empfindet die Möglichkeit einer ernährungstherapeutischen Beratung auf Palliativstation als wichtig. Möglicherweise beeinflusste eine vorangegangene Beratungstätigkeit die Einstellung. Eine Kontrollgruppe im Rahmen einer Interventionsstudie wurde aus ethischen Gründen nicht durchgeführt, was die Aussagekraft der Ergebnisse einschränkt.

Die Bachelorarbeit mit der Thematik Ernährungstherapeuten auf Palliativstationen wurde als Diätassistentin aus Sicht einer Fachkraft erstellt. Interpretationen und Diskussionen sind durch die langjährige Erfahrung als fest angestellte Ernährungsfachkraft auf einer Palliativstation geprägt.

Die zitierte Literatur bezieht sich zuweilen auf Patienten mit einer Tumorerkrankung. Dies soll jedoch andere palliative Erkrankungen nicht ausschließen.

Angesichts der Diskrepanzen und Mängel in der Literatur ist die Generierung eines Ernährungskonzeptes für die palliativmedizinische Versorgung wünschenswert. Die Widmung dessen lies die Machbarkeit im Rahmen der Bachelorarbeit nicht zu. Gleiches trifft auf die Erweiterung des State of the Arts oder in Bezug auf andere palliativmedizinische Versorgungsbereiche (z. B. Hospize) zu. Weitere Forschung, Erarbeitung von Konzepten und fächerübergreifenden Leitlinienempfehlungen oder Standards bezüglich der Thematik werden sehr befürwortet.

5 Zukunftskonzepte

Dem Fazit, Ernährungsmedizin auf Palliativstation sei ein relevantes Themengebiet, geschuldet, stellt sich die Frage wie die fachliche Expertise von Ernährungsfachkräften zukünftig gewinnbringend eingebracht werden kann. Neben möglichen Risiken, Hindernissen und Voraussetzungen werden mögliche Formen der Zusammenarbeit aufgezeigt. Ebenso werden Erfahrungen am Palliativzentrum des UK Würzburgs eingebracht, wonach abschließende Empfehlungen das Kapitel abrunden.

5.1 Mögliche Risiken und Hindernisse, Voraussetzungen

In diesem Kapitel werden die Themen diskutiert ohne direkt Lösungsmöglichkeiten aufzuzeigen. Die nachfolgenden Kapitel gehen auf die Aspekte ein und in den abschließenden Empfehlungen finden Lösungsmöglichkeiten ebenfalls ihren Raum.

5.1.1 Gefahr zu vieler Personen im Team und am Patienten?

Ein Teilnehmer der Online-Befragung sieht in dem Einbezug von Ernährungsfachkräften die Gefahr zu vieler involvierter Personen. Schließlich sind neben Ernährungstherapeuten weitere Berufsgruppen im Team und am Patienten tätig. Dabei ist gerade die multiprofessionelle Zusammenarbeit eine Besonderheit von Palliativstationen.[3] Bereits Cicley Saunders verdeutlichte in ihrem Zitat, dass die notwendige Fachkompetenz nicht durch einzelne Personen erzielt werden könne.[22] Die S3-Leitlinie äußert sich ähnlich.[24] Doch die multiprofessionelle und interdisziplinäre Zusammenarbeit bedarf Arbeit. Nicht umsonst widmen sich viele palliativmedizinische Fachbücher dem Thema Kommunikation im Team sowie der Teamarbeit.[25 96]

Dennoch drängt sich die Frage auf, ob dies als Gegenargument für den Einbezug von Ernährungsfachkräften gelten kann. Für zusätzliche Professionen im Team bedarf es ein Mehraufwand an Kommunikation für die interdisziplinäre

---

[96] Vgl. Kayser, Hubertus, Kieseritzky, Karin, Kobrle, Helena, et al., Kommunikation im Team, Teamarbeit, (FN 27), S. 87-95.

Zusammenarbeit.[97] Dementgegen kann eine Ernährungsfachkraft Aufgaben im Ernährungsmanagement abnehmen und die notwendige Fachexpertise einbringen, was das Team nicht leisten vermag. Unklar ist bei dem Teilnehmer mit der ablehnenden Meinung, wer dann die Beratungstätigkeit leistet bzw. ob ernährungsmedizinische Maßnahmen stattfinden.

Bei einigen teilnehmenden Stationen wird die Beratung durch Pflegekräfte übernommen. Bezogen auf den Patienten ist allerdings ungewiss, inwieweit der Patient es störend findet anstatt von einer bekannten Pflegekraft von einer weiteren Fachkraft beraten zu werden. Patienten haben zu Pflegekräften oftmals ein intimeres Verhältnis als Therapeuten. Das kann sich als vor- aber auch als nachteilig in der Beratung durch Pflegekräfte erweisen.

Möglicherweise gibt es auch Grenzen für eine Teamgröße. Das hängt sicher von der Partizipation aller zusätzlichen Professionen ab.

5.1.2 Hindernis: Finanzierung

Die Berücksichtigung von Ernährungsproblemen und –fragen auf einer Palliativstation stellt einen Qualitätsindikator dar. Demgegenüber gestellt sind die unbefriedigenden Abrechnungsmöglichkeiten der ernährungsmedizinischen Leistungen. Palliativstationen haben zwei Möglichkeiten die Leistungen abzurechnen. Zum einen als sog. „Besondere Einrichtung".[98] In Tagessätzen sind dann alle Leistungen wie die Pflege oder psychosoziale Begleitung enthalten. Zum anderen kann über das allgemeine Vergütungssystem G-DRG (German Diagnosis Related Groups) abgerechnet werden. Die Leistungen werden dabei nach Fallpauschalen anhand dokumentierter Patienten- und Falldaten, wie beispielsweise Haupt- und Nebendiagnosen und durchgeführte Therapien, vergütet.[99] Ernährungsberatungen können über das DRG-System nicht direkt abgerechnet werden. Es stehen nur indirekte Möglichkeiten zur Verfügung wie beispielswei-

---

[97] Vgl. Sukopp, Thomas, Interdisziplinarität und Transdisziplinarität. Definitionen und Konzepte, in: Interdisziplinarität: Theorie, Praxis, Probleme, Jungert, M./Romfeld, E./Sukopp, T./Voigt,U. (Hrsg.), Wissenschaftliche Buchgesellschaft, Darmstadt, 2. Auflage, 2013, S. 13-29, S. 14-15.
[98] § 17b Abs. 1 Satz 15 Krankenhausfinanzierungsgesetz (KHG).
[99] Vgl. DIMDI Medizinwissen Deutsches Institut für Medizinische Dokumentation und Information: G-DRG System Fallpauschalen der stationären Versorgung, unter: https://www.dimdi.de/static/de/klassi/ops/anwendung/zweck/g-drg/index.htm, (Zugriff am 07.12.2015).

se die Codierung der DRM. Dazu muss die DRM über Risikoscores oder klinische Befunde abgebildet werden,[100] was häufig nicht erfolgt.[101] Eine andere Möglichkeit besteht in der Abrechnung über Codes des Operationen- und Prozedurenschlüssels (OPS, z. B. Kapitel 9: präventive und ergänzende kommunikative Maßnahmen), wobei noch nicht alle OPS-Codes erlösrelevant sind. Die ernährungsmedizinischen Maßnahmen finden sich in der gesammelten Abrechnung wieder. Indes wirkt sich die Gewichtung ernährungsmedizinischer Diagnosen mit anderen Falldiagnosen auf die Erlösrelevanz aus. Generelle Kosten-Erlös-Analysen lassen sich demzufolge schwer aufstellen. Auch am Uniklinikum Würzburg konnten keine Daten zu den Kosten oder Erlösen einer Beratung generiert werden. Leistungen des Ernährungsteams am Klinikum werden zwar abgebildet, aber mit den jeweiligen Abteilungen nicht abgerechnet. Letztlich ermöglicht die indirekte Abrechnung keine Transparenz über die Erlöse ernährungsmedizinischer Leistungen im stationären Setting.[100] Dagegen sind die Kosten für qualifizierte Ernährungsfachkräfte sichtbar. Das kann den Anreiz an ernährungsmedizinischen Leistungen und der Integration von Ernährungsfachkräften mindern.

Dennoch liegen wissenschaftlich evaluiert erhebliche Vorteile für ein gutes Ernährungsmanagement vor. Wie eingangs geschildert, ist eine DRM mit klinischen Folgen verbunden.[17] Patienten mit einer DRM weisen zudem eine längere Krankenhausverweildauer auf[102] und deren Behandlungskosten sind höher.[103] Einem Niederländischen Bericht (2014) zufolge führte die Problematik DRM in den Niederlanden zu einer höheren Mortalität von jährlich 400 Sterbefällen, eine circa 1,3 längeren Liegedauer und zusätzlichen Behandlungskosten

---

[100] Vgl. Flöhrmann, I. und Ohlrich, S.: Diätassistenten in der Ernährungsmedizin und Diätetik-essentiell in der Versorgung aber limitiert in der Abrechnung, in: Aktuelle Ernährungsmedizin, 39. Jg., 2014, Nr. 6, S. 373-377, S. 374.
[101] Vgl. Schindler K., Pernicka, E., Laviano A. et al.: How nutritional risk is assessed and managed in European hospitals: a survey of 21,007 patients findings from the 2007–2008 cross-sectional nutritionDay survey, in: Clinical nutrition, 29. Jg., 2010, Nr. 5, S. 552-559, S. 552.
[102] Vgl. Allard, J.P., Keller, H., Jeejeebhoy, K.N. et al.: Malnutrition at Hospital Admission-Contributors and Effekt on Length of Stay: A Prospective Cohort Study From the Canadian Malnutrition Task Force, in: Journal of Parenteral and Enteral Nutrition, 2015, S. 0148607114567902.
[103] Vgl. Norman, K., Pichard, C., Lochs, H. et al.: Prognostic impact of disease-related malnutrition. Clinical nutrition, 27. Jg., 2008, Nr. 1, S. 5-15, S. 5+8-9.

von circa 1,1 Milliarden Euro.[104] In einer neueren Untersuchung, welche der Berufsverband der Diätassistenten in Deutschland übersetzt veröffentlichte, konnten ebenfalls konkrete Zahlen geliefert werden. Der kurzfristige Netto-Nutzen sei zwar aufgrund des Abrechnungssystems negativ, die diätetische Therapie von Krebspatienten und älteren Patienten mit einer DRM, könne hingegen zu Einsparungen im Millionenbereich führen.[105] Nach der CEPTON-Studie (2007) verursachen die durch DRM bedingten zusätzlichen Kosten für das Gesundheitssystem in Deutschland circa 9 Milliarden Euro pro Jahr bei erwartungsgemäßer steigender Tendenz.[106]

Eine Argumentation, welche nicht vollständig auf Palliativstationen übertragen werden kann. Denn nicht immer ist die Behandlung einer DRM relevant. Beratungen mit der Zielsetzung auf subjektive Effekte, wie die Lebensqualität, dem Genuss am Essen und die Behandlungszufriedenheit, lassen sich nicht in Erlöse abbilden. Nach derzeitigem Entgeltsystem ist die ernährungsmedizinische Betreuung auf einer Palliativstation mutmaßlich eher als Serviceleistung für Patienten und Unterstützung für das Team anzusehen. Das sind keine guten Ausgangsbedingungen.

Auch wenn keine oder kaum finanzielle Mittel und Stellenkontingent zur Verfügung stehen, können Möglichkeiten für eine Anstellung einer Ernährungsfachkraft im Kapitel „Formen der Zusammenarbeit" aufgeführt werden.

5.1.3 Beratungskompetenz, Erfahrungen und Resilienz

Neben Fachwissen erfordert die Arbeit im palliativen Setting gewisse Kompetenzen. Aufgeführte Erfahrungen in der Online-Befragung wie „Es kommt auch oft vor, dass Angehörige das Thema Essen bis fast hin zur Sterbephase er-

---

[104] Vgl. SEO Economisch Onderzoek, Kok, L, Scholte, R, Koopmans C. Ondervoeding onderschat. [Malnutrition underestimated]. SEO-rapport nr. 2014-11. Amsterdam; SEO Economisch Onderzoek [Seo Econimic Research], 2014, 1-54. Unter: http://www.seo.nl. Zitat nach: Metetling-Eeken, M., Beyer-Reiners, E. für den VDD: Übersetzung der Zusammenfassung des niederländischen SEO-Berichtes. Der Wert der Diätetik bei unter/-mangelernährten Patienten im Krankenhaus, 2015, unter: http://www.vdd.de/fileadmin/downloads/D_I/D_lund_Fokus_2015/German_summary_SEO_Der_Wert_der_Di%C3%A4tetik_bei_mangelern%C3%A4hrten_Patienten_29092015.pdf., S. 1-6, S. 2, (Zugriff am 5.11.2015).
[105] Vgl. Meteling-Eeken, Marleen: Diätetik bei unter-/mangelernährten Patienten im Krankenhaus ist kosteneffektiv, in: Diät&Information, 2015, Nr. 5, S. 6-8, S. 6.
[106] Vgl. Müller, M.C., Uedelhofen, K.W., Wiedemann, U.C.: MÜLLER, M. C.; UEDELHOFEN, K., CEPTON-Studie: Mangelernährung in Deutschland, Erlangen, Bressler Druck, 2007, Zitat nach: http://www.cepton.de/cepton_bibliothek/download/Pressemitteilung-Studie-070621.pdf, (Zugriff am: 07.12.2015).

satzweise für seelisch-geistige Zuwendung verstehen [...]" und „Angehörige verwenden Essen für seelisch-geistige Zuwendung, was gerade für krankheitsbedingt inappetente Patienten sehr belastend sein kann" zeichnen die emotionale Behaftung mit dem Thema auf. Der adäquate Umgang mit Patienten in palliativer Situation und deren Angehörigen ist daher bedeutsam.[107] Die Beratung könnte beschwerlich sein, wenn keine palliativmedizinischen Kenntnisse, Kommunikationskompetenzen und Erfahrungen mit dem Patientengut vorhanden sind. Neben einer falschen Zielsetzung der Beratung, sind Hilflosigkeit im Umgang mit emotionalen Äußerungen von Patienten und Schwierigkeiten in der Verarbeitung der Erlebnisse mögliche Konsequenzen.

Die Beratung muss vor allem bei Palliativpatienten individuell durchgeführt werden, wobei eine ganzheitliche und individuelle Betrachtung nötig ist. Ansonsten droht die Beratung zu scheitern. Allen voran wenn, wie bereits geschildert, unrealistische Empfehlungen und Zielvorgaben gestellt werden.[71] Bei der Zielsetzung treten im palliativen Setting entgegen anderer Diätberatungen, welche vorwiegend an objektive Parameter gemessen sind (z. B. Gewicht, Blutzucker), subjektive Aspekte mehr in den Vordergrund.

Patienten in der Palliativsituation weisen eine zunehmende Progredienz in ihrer Erkrankung auf. Damit sind auch Ernährungsfachkräfte in der Beratungstätigkeit am Patienten konfrontiert. Daneben ist ein Therapieverzicht oder die Absetzung begonnener Therapien trotz nicht bedarfsdeckender Zufuhr für Ernährungsfachkräfte womöglich ungewohnt. Es muss angemerkt werden, dass nicht jede Fachkraft sich dem palliativen Setting gewachsen fühlt oder hierfür resilient ist. Supervisionen, interdisziplinärer Austausch im Team und Rituale unterstützen Fachkräfte auf Palliativstationen mit den Erlebnissen umzugehen.[108]

Weiterführende Kenntnisse in der künstlichen Ernährung sind insgesamt von Vorteil, zumal dies ein mögliches Aufgabenfeld darstellen kann.

---

[107] Vgl. Fokkink, Tanja, Wahrnehmung und Kommunikation (FN 16), S. 227-244, S.227+237.
[108] Vgl. Pfister, David, Schutzfaktoren in: Wie viel Tod verträgt das Team? Belastungs- und Schutzfaktoren in Hospizarbeit und Palliativmedizin, Müller, Monika/Pfister, David (Hrsg.), Vandenhoeck & Ruprecht GmbH & Co KG, 2014, S. 181-184.

Die Aufführungen klären über mögliche Risiken, Hindernisse und bedeutsamen Kompetenzen in der ernährungstherapeutischen Tätigkeit auf einer Palliativstation auf. Schließlich stellt sich die Frage, in welchem Umfang und Intensität die Zusammenarbeit gestaltet und empfohlen werden kann.

5.2 Formen der Zusammenarbeit

Welche Stationen kann zu einem konsiliarischen oder kooperativen Einbezug empfohlen werden; wann macht eine Festanstellung Sinn? In der Diskussion um mögliche Zukunftsaspekte findet die Form der Zusammenarbeit im Folgenden ihren Raum. Gleichwohl kann dies auch gegenteilig Anwendung finden. Ziel ist, handlungsleitend, den Einbezug von Ernährungsfachkräften aufzuzeigen. Neben dem Anstellungsverhältnis bzw. der Partizipation von Ernährungsfachkräften ist die Intensität der Zusammenarbeit ein Diskussionspunkt.

5.2.1 Partizipation: Konsiliarisch

Konsiliarisch tätige Ernährungsfachkräfte sind in einer anderen Abteilung angestellt. Hauptsächlich erfolgt die Anforderung für eine Ernährungsberatung und je nach Zugehörigkeit die Aufnahme von Essenswünschen. Dagegen erstellen Ernährungsfachkräfte von Ernährungsteams Therapiepläne für eine künstliche Ernährung, schulen Patienten in der Anwendung und organisieren eine Versorgung für zu Hause.

Der konsiliarische Einbezug von Ernährungsfachkräften bietet Vorteile. Zum einen erfolgen Anforderung und Einbezug lediglich im Bedarfsfall. Das reduziert den Anteil an Therapeuten im Team. Zum anderen ist es kostengünstiger als eine Festanstellung und Anstellungsformalitäten und Mitarbeiterführung entfallen. Ersatz steht auch im Krankheitsfall oder Urlaub zur Verfügung. Hingegen weist die Form der Zusammenarbeit einen niedrigeren Grad an Partizipation auf. Die Teilnahme an interdisziplinären und multiprofessionellen Teamsitzungen entfällt. Bei einem großen Pool von konsiliarisch tätigen Ernährungsfachkräften mag ein häufiger Wechsel der Ansprechpartner die Folge sein. Auch Patienten haben keinen festen oder ansässigen Ansprechpartner. In der Regel erfolgt ein Konsil einmalig. Verlaufskontrollen oder Folgeberatungen bedürfen einer erneuten Anforderung, was gerade bei Patienten in der Palliativsituation zumeist sinnvoll ist. Mögliche fehlende palliativmedizinische Kenntnisse könnten für den Erfolg einer Beratung aufgrund unangepasster Zielsetzung und Inhaltsvermittlung hinderlich sein.

Insgesamt erscheint der konsiliarischen Einbezug von Ernährungsfachkräften vor allem für kleine Häuser empfehlenswert. Der Pool an konsiliarisch verfügbaren Ernährungsfachkräften ist dort geringer und es herrscht insgesamt eine intimere Atmosphäre. Das fördert die gegenseitige Kenntnisnahme und enge Zusammenarbeit. Neben der Ernährungsberatung als Leistung durch Ernährungsfachkräfte können sodann Projekte und Schulungen leichter generiert werden. Generell für Stationen mit wenig Budget ist diese Form der Zusammenarbeit sinnvoll. Auch für Palliativstationen mit einer niedrigen Bettenanzahl (unter sechs) bietet sich dies mutmaßlich an. Schließlich reduziert der Anteil sterbender Patienten die Anzahl ernährungstherapeutisch Unterstützungsbedürftiger. Zwar sind auf Station weitere therapeutische Aufgaben möglich (Bsp. Konzepterstellung), aus betriebswirtschaftlicher Sicht ist aber eine Festanstellung wahrscheinlich schwer haltbar. Zumindest nicht bei hoher Stundenanzahl. Gleiches gilt für Stationen mit hohem Anteil an sterbenden Patienten. Letztlich ist die gezielte Anforderung auch bei bereits übermäßig großem multiprofessionellem Team eine Option.

5.2.2 Kooperationen mit selbstständigen Ernährungsfachkräften

Bei einer Kooperation mit selbstständigen Ernährungsfachkräften erfolgt die Anstellung in einem festen Stundenrahmen, wonach sich die Vergütung richtet. Andererseits kann auch eine Kooperation mit Serviceteams zur Versorgung künstlich ernährter Patienten erfolgen. Gerade Herstellerfirmen der Ernährungslösungen bieten kostenfreie Dienste an. Zu deren Leistungen zählen allen voran die Weiterversorgung der Patienten in den häuslichen Bereich mit den (eigenen) Produkten, sowie die Erstellung von Therapieplänen und Schulungen von Patienten. Auch eine Teilnehmerin dokumentierte diese Art der Zusammenarbeit.

Die Überleitung künstlich ernährter Patienten an sog. HomeCare-Teams für die Weiterversorgung in den häuslichen Bereich, gewährleistet eine nahtlose und professionelle Weiterversorgung. Dabei sollte nicht nur mit einer einzelnen Firma kooperiert werden.

Ansonsten erscheint die Kooperation mit einer firmenunabhängigen, selbstständigen Ernährungsfachkraft nur sinnvoll, wenn keine Ernährungsfachkraft am Haus verfügbar ist. Neben dem finanziellen Aufwand entgegen konsiliarischem Einbezug, können ansonsten unnötige Konflikte mit dem ansässigen Personal entstehen.

5.2.3 Partizipation: Fest angestellt

Die stärkste Bindung entsteht bei einer Anstellung einer Ernährungsfachkraft. Dies gebietet gewisse Vor- und Nachteile. Da diese sich hauptsächlich entgegen den Vor- und Nachteilen eines konsiliarischen Einbezugs darstellen, werden nur einige Aspekte erläutert.

Die Anstellung einer Ernährungsfachkraft ermöglicht eine gezielte Auswahl des Bewerbers, der sich ebenso dem Patientengut prinzipiell gewachsen fühlt. Die Arbeit im Team und möglicherweise eine Weiterbildung im Bereich „Palliative Care" fördern den palliativen Grundgedanken und ermöglichen eine spezifische Anpassung der disziplinärer Therapien an das Patientengut. Ebenfalls können schneller Erfahrungen gesammelt werden, wodurch eine hohe Professionalität im Umgang mit dem Patienten und dessen Problemen entstehen kann. Des Weiteren ist ein fester, ausgewiesener Ansprechpartner für Patienten und deren Angehörigen angenehm und erzeugt Qualitätsansprüche. Schließlich kann die Therapie intensiver gestaltet werden. Für das Team erzeugt eine zusätzliche Profession zwar einen Mehraufwand an Kommunikation, bietet aber einen qualifizierten Ansprechpartner und Unterstützung im Ernährungsmanagement. Demgegenüber stehen vor allem höhere Personalkosten, sowie der Aufwand für bürokratischen Formalitäten (z. B. Verträge) und Mitarbeiterführung (z. B. Gespräche, gestalteter Arbeitsplatz).

Eine Festanstellung von Ernährungsfachkräften bietet sich vor allem für große Häuser wie Universitätskliniken an. Diese weisen häufig einen starken Unterteilungsgrad in den Fachrichtungen vor. Auch Ernährungsfachkräfte sind zumeist auf eine Fachrichtung spezialisiert und angestellt (Bsp. Diabetologie, Gastro- enterologie, Chirurgie). Die Anstellung einer Fachkraft, welche sich speziell im palliativen Bereich einbringt, kann die notwendigen Kompetenz erlernen bzw. vorweisen. Die zumeist hohe Anzahl an Palliativbetten unterstützt die Empfeh- lung. Eine höhere Stundenzahl ermöglicht vielfältige Aufgaben, wie die For- schungstätigkeit. Gerade universitäre Einrichtungen könnten sich dem widmen. Verfügen kleinere Häuser über finanzielle Ressourcen kann gleichfalls eine Festanstellung gewährleistet werden. Aber auch bei begrenzten finanziellen Mitteln kann der Wunsch nach dieser Zusammenarbeit ermöglicht werden. Möglichkeiten bieten die Verwendung von Spendengeldern (häufig auch für Kunst-/Musiktherapie genutzt), die reduzierte Stundenzahl oder die durch Dritt- mittel geförderte Projektarbeit.

5.2.4 Intensität der Zusammenarbeit, alte und neue Konzepte

Im Rahmen der palliativmedizinischen Maximalversorgung[109] auf einer Palliativ- station gilt es die vielfältigen und komplexen Beschwerden der Patienten zu lindern und deren Bedürfnissen gerecht zu werden. Dazu bedürfe es ein multi- professionelles und interdisziplinär agierendes Team.[110]

Unter Multiprofessionalität ist dabei die Arbeit verschiedener Berufsgruppen zu verstehen, die ihre disziplinären Kenntnisse und Kompetenzen einbringen.[110] Die Berufsgruppen arbeiten nebeneinander; jede Disziplin widmet sich ihren spezifischen Aufgabenbereich der Problemstellung. Disziplinübergreifende Syn- thesebemühungen der Ergebnisse finden nicht statt.[111] Unkoordinierte multipro- fessionelle Zusammenarbeit könnte dabei die Gefahr zu vieler involvierter Dis- ziplinen bürgen, was eine Überforderung des Patienten mit sich ziehen kann. Mit der interdisziplinären Arbeitsweise konzentriert sich die Gestaltung schließ- lich auf ein „gemeinsames" Handeln.[112] Nicht nur ein gemeinsames Objekt

---

[109] Vgl. Leitlinienprogramm Onkologie, (FN 6), S. 195.
[110] Vgl. Kayser, Hubertus, Kieseritzky, Karin, Kobrle, Helena et al., Kommunikation, (FN 27), S. 78-111, S. 95-96.
[111] Vgl. Jungert, Michael, Was zwischen wem und warum eigentlich? Grundsätzliche Fragen der Interdisziplinarität, (FN 97), S. 1-12, S. 2.
[112] Vgl. Jungert, Michael (FN 111), S. 4.

(Problem) wird betrachtet, vielmehr ist das Ziel der interdisziplinären Zusammenarbeit ein gemeinsames Verständnis herzustellen und Lösungsstrategien zu entwickeln.[113] Die Zusammenarbeit ermögliche einen Erkenntnisgewinn und Horizonterweiterung bei intradisziplinär unzureichend ergründbare Themen.[114] Die Zusammenarbeit könne aber auch ineffizient sein. Ähneln sich die Disziplinen sei zwar die Verständlichkeit erhöht, der gegenseitige Nutzen aber reduziert. Sind sich die Disziplinen einander zu fremd, mag die Produktivität eher hoch, die Verständlichkeit aber reduziert sein.[115]

Auf Palliativstationen erfolgt im Rahmen der multiprofessionellen und interdisziplinären Zusammenarbeit die Definition der Problembereiche. Danach kann über entsprechende Lösungsmöglichkeiten beziehungsweise Maßnahmen entschieden werden. Die Auswahl und Partizipation der Professionen sollte dies mit einschließen. In regelmäßigen Teamsitzungen erfolgt unter Teilnahme vorhandener Professionen eine Evaluation und entsprechende Neuanpassung. Auch unter konsiliarischem Einsatz von Ernährungsfachkräften kann eine gute Zusammenarbeit gewährleistet werden. Vorherige Absprachen und abschließende Übergaben mit der zuständigen Pflegekraft oder Ärzten sind dabei unabdingbar.

Letztlich erfordert multiprofessionelle Zusammenarbeit Koordination und interdisziplinäre Zusammenarbeit Kooperation.[110]

Neben Multiprofessionalität und Interdisziplinarität erscheint die Kooperationsform der Transdisziplinarität als mögliches Zukunftskonzept für die Zusammenarbeit beachtenswert. Eine einheitliche Definition zum Begriff herrscht nicht. Insgesamt versteht sich transdisziplinäre Forschung

> **„als aktiv betriebener Ansatz und durch wissenschaftliches Knowhow unterstütze Vermittlungs- und Transferleistung."**

> **„[...] transdisziplinäre (Forschungs-) Projekte finden also überall dort statt, wo es weder auf der Seite der Praxis noch der Wissen-**

---

[113] Vgl. Potthast, Thomas, Epistemisch-moralische Hybride und das Problem interdisziplinärer Urteilbildung, (FN 97), S. 173-191, S. 181
[114] Vgl. Jungert, Michael, (FN 111), S. 10.
[115] Vgl. Vollmer, Gerhard, Interdisziplinarität-unerlässlich, aber leider unmöglich? (FN 97), S. 47-75, S. 67.

schaft ausreichende Strategien im Umgang mit gesellschaftlichen Problemlagen und deren Lösung gibt."[116]

Dies trifft auf die aufeinandertreffenden Identitäten Ernährungsmedizin und Palliativmedizin zu. Ziel ist es, Ansätze zu verbinden, um entsprechende theoretische Modelle und Instrumente für die Lösung des Problems zu generieren. [117] Transdisziplinarität findet meist in (Forschungs-) Projekten statt.[118] In Arbeitsgruppen beispielsweise oder Initial-Workshops, Netzwerke, runde Tische können die Thematiken kooperativ bearbeitet werden.[116] Transdisziplinarität wird häufig als eine noch intensivere Zusammenarbeit angesehen.[119] Schließlich verdeutlicht die Vorsilbe „trans-„ („hindurch", „quer durch", "hinüber")[120] die grenzüberschreitendende Zusammenarbeit.[121] Durch die Projektarbeit könne Wissen verdichtet werden und es entstehe ein gegenseitiger Erkenntnisgewinn. Transdisziplinäre Projekte verfolgen das Ziel über das Projektende hinaus nachhaltig die Beteiligten in Problemlagen selbstständig und in Kooperation zu befähigen.[122] Die gewonnenen Erkenntnisse bzw. Lösungen sind (zumeist) von öffentlichem Interesse, [123] weswegen die Übertragung der Lösungen auf die Allgemeinheit im Rahmen von Publikationen sinngemäß ist.

Die Zusammenarbeit in transdisziplinären Projekten stellt sich als ein Zukunftskonzept dar, bei dem sich die Disziplinen Palliativ- und Ernährungsmedizin gewinnbringend vermischen.

Das Kernteam[124] (Pflegekräfte, Ärzte, ggf. Servicekräfte), welche als Ausführende das ernährungsmedizinische Tagesgeschehen managen, könnte dadurch auch befähigt werden, einfache Aufgaben im Ernährungsmanagement adäquat zu leisten (z. B. Screening, Anbieten von Trinknahrungen) und notwendige Schnittstellen zu Ernährungsfachkräften zu erkennen. Der Einbezug von Ernäh-

---

[116] Hanschitz, Rudolf-Christian, Schmidt, Esther, Schwarz, Guido, Intermediarität, in: Transdisziplinarität in Forschung und Praxis: Chancen und Risiken partizipativer Prozesse, Krainz, Ewald E. (Hrsg.), VS Verlag für Sozialwissenschaften, Wiesbaden, 4. Auflage, 2009, S. 31-83, S. 32-33.
[117] Vgl. Hanschitz, Rudolf-Christian, Einleitung, (FN 116), S. 15-22, S. 16.
[118] Vgl. Hanschitz, Rudolf-Christian, (FN 117), S. 17.
[119] Vgl. Sukopp, Thomas, Disziplinarität, Interdisziplinarità, Transdisziplinarität: Terminologische Abgrenzungen und Zusammenhänge, (FN 97), S. 19-26, S. 23.
[120] Duden: trans-, unter: http://www.duden.de/rechtschreibung/trans_, (Zugriff am: 17.11.2015).
[121] Vgl. Krain, Ewald E., Ende der Disziplinäre?, (FN 116), S. 1-14, S. 9-10.
[122] Vgl. Hanschitz, Rudolf-Christian, Schmidt, Esther, Schwarz, Guido, (FN 116), S. 34-35.
[123] Vgl. Sukopp, Thomas, (FN 119), S. 24.
[124] Vgl. Leitlinienprogramm Onkologie, (FN 6), S. 198.

rungsfachkräften erfolgt beispielsweise zur Anleitung und Beratung des Kernteams und für spezifische Ernährungsberatungen weiterhin. Die Anzahl unnötig vieler Involvierter am Patienten vermag dadurch entgegengewirkt werden. Publikationen können andere Stationen in der Umsetzung unterstützen und die ernährungsmedizinische Betreuung auf Palliativstationen vorantreiben.

5.3 Umsetzung und Erfahrungen am Palliativzentrum UK Würzburg

Das Palliativzentrum am UK Würzburg legt großen Wert auf die Etablierung neuer Erkenntnisse. Offen für neue Gebiete und unter Ansicht der notwendigen Relevanz wurde daher im Jahr 2010 eine Diätassistentin auf Palliativstation angestellt. Die Umsetzung und Erfahrungen auf Stationen sollen nicht vorenthalten werden, weswegen dieses Kapitel sich diesen widmet.

5.3.1 Anstellungsverhältnis

Die Anstellung der Ernährungsfachkraft wurde durch ein drittmittelgefördertes Projekt ermöglicht. In der Ausgangslage erfolgte die Anstellung in einem Stundenumfang von 30 Stunden unter zweimal wöchentlicher Mitarbeit im Ernährungsteam. Später belief der Stundenumfang wechselhaft von 20 bis 38,5 Stunden je nach Abhängigkeit von zusätzlichen Projekten. Die Beendigung des Arbeitsverhältnisses erfolgte 2015 auf Wunsch der Ernährungsfachkraft, nicht aber wegen mangelnder Relevanz oder Effektivität.

5.3.2 Spezialisierte Kenntnisse

Die Ernährungsfachkraft wies bereits bei Anstellung Weiterbildungen in der enteralen und parenteralen Ernährungstherapie und im Bereich Mangelernährung vor. Durch die Mitarbeit im Ernährungsteam konnten diese Kenntnisse mit Erfahrungen verknüpft und gewinnbringend in die Arbeit auf Station eingebracht werden. Die klinikintern angebotene Weiterbildung „Palliative Care" half bei der Einarbeitung und Integration der eigenen Disziplin in das Themengebiet.

5.3.3 Aufgaben im Ernährungsmanagement

Zunächst zählten die Aufnahme von Essenswünschen im Rahmen der Essensbestellung, sowie die Ernährungsberatung zu den Hauptaufgaben. Weiterhin konnten konzeptionelle Ideen wie beispielsweise die Etablierung selbstgemachter hochkalorischer Milchshakes umgesetzt werden. Optimierungen in der Darbietung der Speisen wurden vorgenommen (z. B. farbiges Geschirr, kleine Portionen). Aufgrund der Kenntnisse und Erfahrungen in der künstlichen Ernährungstherapie erstellte und beriet die Ernährungsfachkraft bezüglich der Therapiepläne, schulte Patienten im Handling und organisierte im Bedarfsfall eine HomeCare-Versorung. Backveranstaltungen bereiteten nicht nur den Patienten große Freude. Durch die teilweise hohe Stundenzahl konnte Forschung ermöglicht werden, woraus eine Publikation in der Zeitschrift für Palliativmedizin resultierte.[12] Auch die Vortragstätigkeit auf Kongressen oder bei Patienten gehörte neben der Lehrtätigkeit im eigenen Fach (z. B. bei Medizinstudenten) zu den Aufgaben.

5.3.4 Ernährungskonzept

Ein umfassendes, schriftlich fixiertes Konzept über alle Inhalte des Ernährungsmanagements wurde nicht erstellt. Die Beachtung von Teilsegmenten gestaltete sich im Rahmen der Zusammenarbeit unter Berücksichtigung der Ressourcen als ausreichend. Außerdem hätten anfänglich die notwendigen Erfahrungen und Kenntnisse gefehlt. Für die Fortführung mittels konsiliarischer Kräfte wäre ein schriftliches Konzept aber mutmaßlich hilfreich gewesen.

Erstellt wurde ein Algorithmus. Dieser zeigt die einzelnen Schritte in der ernährungsmedizinischen Behandlung und die beteiligten Kräfte auf, gestützt von Leitlinienempfehlungen. Weiter sollte die Arbeit der Servicekräfte an die Verhältnisse für Palliativpatienten angepasst werden. Daher erfolgte eine Schulung, wobei ein schriftliches Exemplar half, die Informationen festzuhalten und nachlesen zu können. Bezüglich der parenteralen Ernährung wurde aufgrund Unsicherheiten und Unwissenheit gerade neuen Personals ein informativer Leitfaden erstellt. Mittels einer internen Fortbildung konnten die Inhalte an das multiprofessionelle Team vervielfältigt werden. Die Kommunikation untereinander wurde dadurch vereinfacht, viele Vorgehensweisen konnten selbst bei Abwesenheit der Ernährungsfachkraft selbstständig und mit erhöhter Sicherheit durchgeführt werden.

5.3.5 Positive und negative Erfahrungen

Die Arbeit der Ernährungsfachkraft wurde von Patienten, Leitung und Personal sehr geschätzt und als gewinnbringend empfunden. Unabhängig davon zeigte sich, dass interne Fortbildungen indem die Möglichkeiten der Ernährungstherapie und die eigene Arbeit dargestellt werden, die Zusammenarbeit konstruktiv bereichert. Ebenso stellte das Angebot der ernährungsmedizinischen Betreuung einen Anreiz für Patienten zur Verlegung dar. Aber auch Schwierigkeiten können aufgeführt werden. So erfordert die Anstellung über eine Drittelmittelfirma stetigen Aufbau neuer Projektanträge und -berichte und eine Auseinandersetzung und Kooperation mit der Firma. Stets jährlich befristete Arbeitsverträge sind ein Manko für den Arbeitnehmer.

5.3.6 Rück- und Ausblick

Insgesamt konnten im Rahmen der Projektarbeit konzeptionelle Ideen erarbeitet, umgesetzt und ernährungsmedizinische Kenntnisse dem Team vermittelt werden. Selbst bei Kürzung der Stunden der Ernährungsfachkraft aufgrund anderer Projekte konnte das Ernährungsmanagement in der Zusammenarbeit gut fortgeführt werden. Ein Zeichen transdisziplinärer Zusammenarbeit. Auch nach Projektende wurde deutlich welchen bedeutenden Beitrag die Kooperation mit einer Ernährungsfachkraft leistet. Das Palliativzentrum will auch in Zukunft Ernährungsfachkräfte hinzuziehen.

5.4 Abschließende Empfehlungen

Insgesamt gibt es verschiedene Möglichkeiten die ernährungsmedizinische Betreuung auf Station zu gewährleisten. Für den Einbezug von Ernährungsfachkräften wurden bereits Empfehlungen zum Anstellungsverhältnis getätigt. Dabei muss jede Station für sich entscheiden in welcher Intensität die Zusammenarbeit durchgeführt werden soll. In diesem Kapitel werden abschließende Empfehlungen für eine gewinnbringende Umsetzung dargelegt.

5.4.1 Koordination erforderlich

Die multiprofessionelle Zusammenarbeit auf einer Palliativstation erfordert Koordination[110] und zielgerichteten Einsatz der Therapeuten. Das beugt der Gefahr zu vieler involvierter Personen vor. Hilfreich sei eine Priorisierung der Problembereiche,[125] wonach sich die Auswahl der Therapeuten richten kann. Auch eine strukturierte Verteilung der Therapeuten auf die Woche und wöchentliche Teamsitzungen vermindern das Risiko zu vieler Therapeuten an einem Tag und den Mehraufwand für die Kommunikation untereinander.

5.4.2 Palliativmedizinische Sichtweise als notwendige Kompetenz

Insgesamt ist es bedeutsam die ernährungstherapeutische Betreuung auf die Zielgruppe anzupassen - gemäß einer ganzheitlichen, palliativmedizinischen Sichtweise. Es ist ratsam externen Fachkräften vor einer Beratungstätigkeit relevante Informationen zu übermitteln (Bsp. Erkrankungssituation, Zielsetzung der Beratung und der palliativmedizinischen Behandlung). Ernährungsfachkräfte, die häufig auf Palliativstation eingesetzt werden, sollten sich im Selbststudium oder in einer Fortbildung Kenntnisse aneignen.

5.4.3 Pflegekräfte im Ernährungsmanagement stärken

Viele Aufgaben im Ernährungsmanagement obliegen den Pflegekräften auf der Station. Für eine gute Ergebnisqualität in der ernährungsmedizinischen Betreuung durch das Team sind Anleitung bzw. regelmäßige Fortbildungen notwendig. In enger Zusammenarbeit mit den klinikinternen Ernährungsfachkräften vermögen diese Schulungen für das Team durchzuführen. Es kann darin unterstützt werden, einzelne vorhandene Kräfte als Multiplikatoren im Bereich Ernährungsmedizin anzuleiten oder fortzubilden. Aufgaben wie beispielsweise Mangelernährungsrisikoscreening, Beobachtung der Nahrungsaufnahme, Identifikation von Ernährungsproblemen, Gabe von kleinen Portionen oder Trinknahrungen vermögen die Pflegekräfte zu leisten. Die Übernahme einfacher Aufgaben im Ernährungsmanagement durch das Kernteam nach entsprechender Anleitung mag ebenfalls die Gefahr zu vieler Involvierter zu reduzieren.

---

[125] Vgl. Leitlinienprogramm Onkologie, Grundsätze der Palliativversorgung (FN 3), S. 35.

5.4.4 Ernährungskonzepte bieten Hilfestellung

Ein schriftlich fixiertes Konzept oder Teilsegmente dessen kann bei der Umsetzung im Ernährungsmanagement helfen. Dabei ist es von Vorteil ein Konzept unter Zusammenarbeit mit den beteiligten Kräften zu erarbeiten. In der Zusammenarbeit z. B. von Stationsleitung, Arzt, Service, Ernährungsfachkraft, Pflegekräften und Küchenleitung können Mängel in der Zielsetzung, Durchführbarkeit und Inhalten vermieden werden. Vorhandene Literatur ist hinzuzuziehen.

5.4.5 Zusammenarbeit mit Ernährungsfachkräften ratsam

Eine Kooperation mit qualifizierten Ernährungsfachkräften ist insgesamt zu empfehlen. Ernährungsfachkräfte bringen durch die spezifische Ausbildung eine zusätzliche Sichtweise, umfassende Fachkenntnisse und -kompetenzen ein, welche Pflegeeigene nicht vergleichbar leisten können. Essentiell stellt sich der Einbezug derer in der Anleitung und Begleitung des Kernteams im Ernährungsmanagements, sowie der Durchführung komplexer Aufgaben und diesbezüglicher Diätberatungen dar. Weitere Aufgabenfelder sind prinzipiell zugänglich. Folgende Formen der Zusammenarbeit können aufgeführt werden: Festanstellung, konsiliarischer Einbezug, in Kooperation mit Selbstständigen oder in transdisziplinären Projekten (z. B. in Arbeitsgruppen).

5.4.6 Ein Zukunftskonzept: Transdisziplinarität; Forschungsbedarf

Kreative Ideen, Konzepte, Erfahrungen und wissenschaftliche Erkenntnisse der Ernährungsmedizin auf Palliativstation werden benötigt. Dies könnte u. a. in transdisziplinären Projekten erarbeitet werden. Transdisziplinäre Zusammenarbeit stellt sich als ein mögliches Zukunftskonzept dar. Die möglichen Risiken, Hindernisse in der Finanzierung und fehlende Kompetenzen würde durch diese Form der Zusammenarbeit ebenfalls überwunden werden.

6 Schlussfolgerung

Palliativpatienten leiden häufig unter Ernährungsproblemen. Angesichts nun geforderter frühpalliativmedizinischer Mitbetreuung gelangen supportive Therapien wie die Ernährungstherapie weiter in den Blickpunkt.

Die Ergebnisse der Arbeit ermöglichen Aussagen zum State of the art zum Einbezug von Ernährungstherapeuten und zur Existenz an Ernährungskonzepten auf Palliativstationen. So geht aus der Untersuchung hervor, dass einige Palliativstationen fest angestellte Ernährungsfachkräfte vorweisen können. Insgesamt besteht bei der Mehrzahl der Palliativstationen die Möglichkeit Ernährungstherapeuten hinzuzuziehen, wenngleich dies v. a. durch konsilarische Einbezug geschieht. Wenige kooperieren mit selbstständigen Ernährungsfachkräften. Auch wenn Ernährungsfachkräfte verfügbar sind, wird nicht immer die Möglichkeit genutzt. Die meisten äußern einen geringen Einsatz von eins bis drei Ernährungsbetreuungen pro Monat. Andere zeigen in der angegebenen Häufigkeit an Betreuungen, wie hoch der Bedarf sein kann. Zu den am häufigsten genannten Aufgaben der Ernährungsfachkraft zählen die Ernährungsberatung und die Essensbestellung. Die Erstellung von Ernährungskonzepten, sowie Therapieplänen für eine künstliche Ernährung gehören bei einigen ebenso zu den Aufgaben. Die wenigsten führen jedoch Forschung, Lehrtätigkeit oder Projektarbeiten durch. Bei den fest angestellten Ernährungsfachkräften handelt es sich um Diätassistenten und in einem Fall um eine Pflegekraft mit ernährungsmedizinischer Weiterbildung. Während die Hälfte fest angestellter Ernährungsfachkräfte in stark begrenztem Stundenumfang angestellt ist, sind die anderen in einer Halbtagsstelle angestellt oder zusätzlich auf anderen Stationen tätig.

Der überwiegende Teil der Pflegestationsleitungen empfindet den Einbezug von Ernährungsfachkräften für die eigene Station als „sinnvoll". Andere sehen den Einbezug als „weniger sinnvoll" und einer als „überflüssig". Als Gründe nannten einige ein Patientengut hauptsächlich in der Sterbephase. Eine Indikation zur supportiven Ernährungstherapie ist in diesem Fall nicht gegeben. Das lässt aber auch vermuten, dass eine frühe palliativmedizinische Mitbetreuung von Patienten auf Station nicht erfolgt bzw. die Versorgung hospizorientiert gestaltet ist. Andere empfinden den Einbezug als „weniger sinnvoll", da die Beratung vom Team oder einer ernährungsmedizinisch weitergebildeten Pflegekraft durchgeführt werde. Die Relevanz der Ernährung auf Palliativstation scheinen diese zumindest zu erkennen. Andere hingegen sehen den Nutzen der Beratung nicht oder fokussieren sich ausschließlich auf die Essensversorgung. Die Äußerungen lassen mutmaßen: die Möglichkeiten im Ernährungsmanagement, sowie die Inhalte und Ziele einer Ernährungsberatung werden nicht erfasst. Außerdem wird womöglich der Palliativpatient nach obsoletem Verständnis als sterbender Patient erfasst. Die Literatur gestaltet sich teilweise gleichfalls. Dabei sind Verallgemeinerungen im Rahmen der „Ernährung in der letzten Lebensphase" nicht zeitgemäß. Die Empfehlungen müssen an die Vielschichtigkeit der Patientengruppe angepasst werden. Weitere Forschung und fächerübergreifende ernährungstherapeutische Konzepte sind demnach erforderlich.

Patienten, im Fokus der Palliativversorgung, wurden ebenfalls zu ihrer Meinung befragt. Den Ergebnissen der Befragung am UK Würzburg zufolge empfinden Patienten die Möglichkeit einer ernährungstherapeutischen Beratung auf Palliativstation vorwiegend als „wichtig", was die höchste Kategorie darstellte. Andere sehen dies als „eher wichtig", einer als „eher unwichtig und keiner „unwichtig" an. Die überwiegend positive Meinung zum zusätzlichen Profit von ernährungstherapeutischen Konzepten zeigt diesbezüglich Interesse und Offenheit an.

In der Mehrzahl der Palliativstationen finden sich spezielle Ernährungskonzepte oder – standards vor. Folglich haben sich die Palliativkräfte Gedanken zum Ernährungsmanagement gemacht. Während 37,1 % kein schriftlich fixiertes Konzept vorweisen können, äußern 20,9 % eine Niederschrift zu haben. Publikationen über Konzepte und kreative Ideen wie im Beispiel der „Apero-Runde"[70] sind wünschenswert.

Ausgehend von den Ergebnissen, Erfahrungen der Palliativstation am UK Würzburg und weiterer Literatur können Zukunftskonzepte und Empfehlungen für eine gewinnbringende Zusammenarbeit mit Ernährungsfachkräften aufgezeigt werden. Dabei wurden auch mögliche Risiken, Hindernisse und Voraussetzungen aufgezeigt und in den Empfehlungen berücksichtigt. So ist auf den zielgerichteten Einsatz von Ernährungsfachkräften zu achten, um zu vieler involvierter Personen entgegenzuwirken. Als mögliches Hindernis stellen sich die ungenügenden Abrechnungsmöglichkeiten von ernährungsmedizinischen Leistungen dar. Dennoch können Möglichkeiten für eine Festanstellung trotz begrenzter Mittel aufgeführt werden. Eine palliativmedizinische Sichtweise auf die Zielsetzung und Konzeption der Tätigkeit, sowie Kommunikationsstärke und Resilienz sind in der Beratungstätigkeit bedeutsam. Empfehlungen zum Anstellungsverhältnis von Ernährungsfachkräften ergeben sich aus den genannten Vor- und Nachteilen.

Ein mögliches Zukunftskonzept stellen transdisziplinäre (Forschungs-) Projekte z. B. in Form von Arbeitsgruppen dar. Die intensive, grenzüberschreitende Zusammenarbeit zielt nicht nur darauf ab im Team Kenntnisse zur Ernährungstherapie zu generieren, sondern ermöglicht auch Konzepte zu entwickeln und der Fachwelt bereitzustellen. Das stärkt außerdem die Kenntnisse des Kernteams (Pflegekräfte, Ärzte), wodurch einige Aufgaben selbstständig adäquat durchgeführt werden können. Schließlich managen diese das ernährungsmedizinische Tagesgeschehen und nur durch deren Vorarbeit (z. B. Identifikation von Ernährungsproblemen) kann ein systemischer Einbezug von Ernährungsfachkräften erfolgen. Unter transdisziplinärer Projektarbeit scheinen aufgezeigte Risiken, Hindernisse und Voraussetzungen gelöst zu sein.

Konzepte können bei der Umsetzung des Ernährungsmanagements helfen. Der Einbezug von qualifizierten Ernährungsfachkräften, in großem (z. B. auch mitunter vielfältigen Aufgabenbereichen) oder in kleinem Umfang wie nach Generierung eines (transdisziplinär entstanden) Konzepts ist qualitätsverbessernd. Das Palliativzentrum am UK Würzburg kann dies nach fünfjähriger Zusammenarbeit mit einer fest angestellten Ernährungsfachkraft bekräftigen. Durch die Aus- und regelmäßige Fortbildung bringen Ernährungsfachkräfte die notwendige umfassende Fachexpertise ein. Die Zusammenarbeit mit diesen ist schlussfolgernd sinnvoll und empfehlenswert. Es kann abschließend zum Einbezug von qualifizierten Ernährungsfachkräften und zum Ausbau der ernährungsmedizinischen Betreuung auf Palliativstation motiviert und aufgefordert werden. Hilfe-

stellung in der Umsetzung bieten die Darstellungen über mögliche Anstellungs-
verhältnisse, Formen der Zusammenarbeit, Erfahrungen und Empfehlungen.

Literaturverzeichnis

Acreman, Sue: Nutrition in palliative care, in: British journal of community nursing, 14. Jg., 2009, Nr. 10, S. 427-431.

Aeberhard, Carla und Stanga, Zeno: Ernährung in der Palliativmedizin, in: Schweizer Zeitschrift für Ernährungsmedizin, 2014, Nr. 1, S. 10-15.

Albert, Sandra, Sauter, Cornelia, Rettig, Sigrid et al.: Ernährungstherapie auf einer Palliativstation: Besonders primär mangelernährte Patienten und Patienten mit deutlich reduzierter Nahrungsaufnahme profitieren, in: Zeitschrift für Palliativmedizin, 15. Jg., 2014, Nr. 2, S. 62-69.

Allard, J.P., Keller, H., Jeejeebhoy, K.N. et al.: Malnutrition at Hospital Admission-Contributors and Effekt on Length of Stay: A Prospective Cohort Study From the Canadian Malnutrition Task Force, in: Journal of Parenteral and Enteral Nutrition, 2015, S. 0148607114567902.

Amano, K., Maeda, I., Morita, T. et al: Need for nutritional support, eating-related distress and experience of terminally ill patients with cancer: a survey in an inpatient hospice, in: BMJ supportive & palliative care, 2015, S. bmjspcare-2014-000783.

Arends, J., Bertz, H., Bischoff, S.C. et al: S3-Leitlinie Klinische Ernährung in der Onkologie, in: Aktuelle Ernährungsmedizin, 40. Jg., 2015, Nr. 5, S. 301-329.

Arends, J., Zürcher, G., Dossett, A. et al.: Leitlinie parenterale Ernährung der DGEM: Nichtchirurgische Onkologie, in: Aktuelle Ernährungsmedizin, 32. Jg., 2007, Nr. 1, S. 124-133.

Arends, J., Zürcher, G., Fietkau, R. et al.: DGEM-Leitlinie enterale Ernährung: Onkologie, in: Aktuelle Ernährungsmedizin, 28. Jg, 2003, Nr. 1, S. 61-68.

Aulbert, Eberhard, Radbruch, Lukas, Nauck, Friedemann, Symptombehandlung in der Palliativmedizin/Prinzipien, in: Lehrbuch der Palliativmedizin, Aulbert, Eberhard/Nauck, Friedemann/Radbruch, Lukas (Hrsg.), Schattauer GmbH, Stuttgart, 3. Auflage, 2012, S. 137-145.

Baldwin, C., Spiro, A., McGough, C., et al.: Simple nutritional intervention in patients with advanced cancers of the gastrointesinal tract, non-small cell lung cancers or mesothelioma and weight loss receiving chemotherapy: a randomised controlled trial, in: Journal of Human Nutrition and Dietetics, 24. Jg., 2011, Nr. 5., S. 431-440.

Baldwin, C. Spiro, A., Roger, A, et al.: Oral Nutritional Interventions in Malnourished Patients With Cancer: A Systematc Review and Meta-Analysis, in: Journal of the National Cancer Institute, 104. Jg., 2012, Nr. 5, S. 371-385.

Bär, Stefan, Theoretische Anleitung/Einordnung der Arbeit in einen differenzierungstheroretischen Gesamtzusammenhang, in: Das Krankenhaus zwischen ökonomischer und medizinischer Vernunft – Krankenhausmanager und ihre Konzepte, VS Verlag für Sozialwissenschaften, Wiesbaden, 1. Auflage, 2011, S. 22-34.

Bausewein, Claudia, Delagardelle, Ilse, Hentrich, Marcus et al., Symptombehandlung in der Palliativmedizin/Gastrointestinale Symptome, in: Lehrbuch der Palliativmedizin, Aulbert, Eberhard/Nauck, Friedemann/Radbruch, Lukas (Hrsg.), Schattauer GmbH, Stuttgart, 3. Auflage, 2012, S. 265-300.

Bausewein, Claudia, Fegg, Martin, Roller, Susanne et al., Multiprofessionelle Therapie, in: Leitfaden Palliative Care, Bausewein, C./Roller, S./Voltz, R. (Hrsg.), Urban & Fischer Verlag, München, 4. Auflage, 2010, S. 130-165.

Bayrischer Palliativ- und Hospizverband: Hospiz- und Palliativwegweiser für Bayern, unter: http://www.bhpv.de/wegweiser/, S. 1-76, (Zugriff am: 16.11.2015).

Bazzah, Anthony J., Newberg, Andrew B., Cho, William C. et al.: Diet and Nutrition in Cancer Survivorship and Palliative Care, in: Evidence-Based Complementary and Alternative Medicine, 2013. Jg., 2013, S. 1-12.

Bischoff, S.C., Adolph, M., Ockenga, J. et al.: Ernährungsmedizin Qu vadis? Strategiepapier der Deutschen Gesellschaft für Ernährungsmedizin (DGEM), in: Aktuelle Ernährungsmedizin,, 39. Jg., 2014, Nr. 3, S.170-173.

Bozzetti, Federico: Nutrition, hydration, and patient´s preferences at the end of life, in: Support Care in Cancer, 23. Jg., 2015, Nr. 6, S. 1487-1488.

Bükki, J., Unterpaul, T., Nübling, G. et al.: Künstliche Ernährung und Flüssigkeitsgabe am Lebensende–ja oder nein: sind Pflegekräfte und ärztliches Personal auf solche Entscheidungen vorbereitet?, in: Zeitschrift für Palliativmedizin, 15. Jg., 2014, Nr. 3, S. V40.

Bundesärztekammer: Grundsätze der Bundesärztekammer zur ärztlichen Sterbebegleitung, in: Deutsches Ärzteblatt, 108. Jg., 2011, Nr. 7, S. A346-A348.

Cicley Saunders, Zitat nach: Reckinger, Klaus und Duddek-Baier, Marion, Das multiprofessionelle Team, in: Grundwissen Palliativmedizin–Begleitbuch zum Grundkurs Palliativmedizin, Kloke, Marianne/Reckinger, Klaus/Kloke, Otto (Hrsg.), Deutscher Ärzte-Verlag, Köln, 1. Auflage, 2009, S. 245-263.

Delbrück, Anette, Dissemond, Joachim, Heide, Wolfgang et al., Symptomkontrolle/Gastrointestinale Symptome in der Palliativmedizin, in: Kursbuch Palliative Care-Angewandte Palliativmedizin und –pflege, Kayser, Huber-tus/Kieseritzky, Karin/Melching, Heiner/Sittig, Bernd, Bremen, 2. Auflage, 2013, UNI-MED Verlag AG, S.213- 226.

Deutsche Gesellschaft für Palliativmedizin: Wegweiser Hospiz- und Pallia-tivversorgung, unter: http://wegweiserhospiz.shifttec.de/suche.php, (letzter Zu-griff am: 13.08.2014), aktueller Link: http://www.wegweiser-hospiz-palliativmedizin.de/angebote/erwachsene/3-palliativstationen, (Zugriff am: 18.10.2015).

Deutsches Netzwerk für Qualitätsentwicklung in der Pflege (DNQP) (Hrsg.), Expertenstandard Ernährungsmanagement zur Sicherstellung und Förderung der oralen Ernährung in der Pflege, Osnabrück, 1. Auflage, 2010, S 5-227.

DGP, Leitlinien der DGP Sektion Pflege: Ernährung und Flüssigkeit in der letz-ten Lebensphase, 06/2014, S.1-13, unter: https://www.dgpalliativmedizin.de/images/stories/pdf/Leitlinie_Ernährung_end.p df, (Zugriff am 17.10.2015).

DIMDI Medizinwissen Deutsches Institut für Medizinische Dokumentation und Information: G-DRG System Fallpauschalen der stationären Versorgung, unter: https://www.dimdi.de/static/de/klassi/ops/anwendung/zweck/g-drg/index.htm, (Zugriff am 17.10.2015).

Duden: Konzept, unter: http://www.duden.de/rechtschreibung/Konzept, (Zugriff am: 18.10.2015).

Duden: Standard, unter: http://www.duden.de/rechtschreibung/Standard _Norm_Richtmasz_Guete, (Zugriff am: 27.10.2015).

Duden: trans-, unter: http://www.duden.de/rechtschreibung/trans_, (Zugriff am: 17.11.2015).

Erickson, Nicole: Dilemma zwischen Erfahrungswerten und Evidenz–Diät- und Ernährungstherapie für onkologische Patienten, in: Diät & Information, 2013, Nr. 2, S. 14-17.

Ferris, Frank D, Bruera, Eduardo, Cherny Nathan et al.: Palliative cancer care a decade later: accomplishments, the need, next steps—from the Ameri-can Society of Clinical Oncology, in: Journal of Clinical Oncology, 27. Jg, 2009, Nr. 18, S. 3052-3058.

Fleischer, Nadine und Klewer, Jörg: Untersuchung des Ernährungsmanage-ments vor und während der Implementierung des nationalen Expertenstandards Ernährungsmanagement zur Sicherstellung und Förderung der oralen Ernäh-rung in der Pflege in einer stationären Altenpflegeeinrichtung, in: Heilberu-feScience, 2. Jg., 2011, Nr. 4, S. 143-149.

Flöhrmann, I. und Ohlrich, S.: Diätassistenten in der Ernährungsmedizin und Diätetik-essentiell in der Versorgung aber limitiert in der Abrechnung, in: Aktuelle Ernährungsmedizin, 39. Jg., 2014, Nr. 6, S. 373-377.

Fokkink, Tanja, Wahrnehmung und Kommunikation, in: Grundwissen Palliativmedizin–Begleitbuch zum Grundkurs Palliativmedizin, Kloke, Marianne/Reckinger, Klaus/Kloke, Otto (Hrsg.), Deutscher Ärzte-Verlag, Köln, 1. Auflage, 2009, S. 227-244.

Ghori, M. Khurram and Dabu-Dondoc, Susan, Nutrition in Palliative Care, in: Essentials of Palliative Care, Springer Science+Business Media, New York, 2013, S. 137-161.

Gillespie, L. and Raftery, A-M.: Nutrition in palliative and end-of-life care, in: British journal of community nursing, 19. Jg., 2014, Nr. 7, S. S15-S20.

Good, P., Richard, R., Syrmis, W. et al.: Medically assisted nutrition for adult palliative care patients (Review), in: status and date: New search for studies and content updated (no change to conclusions), The Chorane Collaboration, 2014, Nr. 4, S. 1-19.

Hanschitz, Rudolf-Christian, Einleitung, in: Transdisziplinarität in Forschung und Praxis: Chancen und Risiken partizipativer Prozesse, Krainz, Ewald E. (Hrsg.), VS Verlag für Sozialwissenschaften, Wiesbaden, 4. Auflage, 2009, S. 15-22.

Hanschitz, Rudolf-Christian, Schmidt, Esther, Schwarz, Guido, Intermediarität, in: Transdisziplinarität in Forschung und Praxis: Chancen und Risiken partizipativer Prozesse, Krainz, Ewald E. (Hrsg.), VS Verlag für Sozialwissenschaften, Wiesbaden, 4. Auflage, 2009, S. 31-83.

Hirsmüller und Schröer, Interprofessionelle Teamarbeit als Ausgangspunkt für Palliativmedizin, in: Basiswissen Palliativmedizin, Schulz, H./Schnell, M.W. (Hrsg.), Springer Medizin Verlag, Heidelberg, 1. Auflage, 2012, S. 9-18.

Hochschule Osnabrück, DNQP: Expertenstandards und Auditinstrumente-Aktuelle Veröffentlichungen, unter: http://www.dnqp.de/38029.html, (Zugriff am 16.11.2015).

Hospiz- und Palliativ-Erfassung HOPE, CLARA Klinische Forschung Clinical Analysis: HOPE 2014 Bericht, 2014, unter: https://www.hope-clara.de/download/Hope_2014_Bericht.pdf, (Zugriff am 11.11.2015).

Hospiz- und PalliativVerband Baden-Württemberg e.V.: Palliativstationen in Baden-Württemberg, unter: http://hpvbw.de/adressen/palliativeinrichtungen, (letzter Zugriff: 08/2014).

Hübner, J., Münstedt, K., Stoll, C. et al.: Komplementäre und alternative Medizin in der Palliativmedizin bei Tumorpatienten, in: Der Onkologe, 19. Jg., 2013, Nr. 2, S. 101-107.

Jones, R., Behrens, R., Brunner-Krainz, M. et al.: Leitlinien zur Ernährung in der pädiatrischen Palliativmedizin – Interdisziplinäres, Fachgruppenübergreifendes Projekt, in: Pädiatrie & Pädologie, 50 Jg., 2014, Nr. 1, S.4-24.

Jungert, Michael, Was zwischen wem und warum eigentlich? Grundsätzliche Fragen der Interdisziplinarität, in: Interdisziplinarität: Theorie, Praxis, Probleme, Jungert, M./Romfeld, E./Sukopp, T./Voigt,U. (Hrsg.), Wissenschaftliche Buchgesellschaft, Darmstadt, 2. Auflage, 2013, S. 1-12.

Kayser, Hubertus, Kieseritzky, Karin, Kobrle, Helena et al., Kommunikation, in: Kursbuch Palliative Care – Angewandte Palliativmedizin und –pflege, Kayser, Hubertus/Kieseritzky, Karin/Melching, Heiner/Sittig, Bernd (Hrsg.), UNI-MED Verlag AG, Bremen, 2. Auflage, 2013, S. 78-111.

Kayser, Hubertus, Kieseritzky, Karin, Kobrle, Helena, et al., Kommunikation im Team, Teamarbeit, in: Kursbuch Palliative Care – Angewandte Palliativmedizin und –pflege, Kayser, Hubertus/Kieseritzky, Karin/Melching, Heiner/Sittig, Bernd (Hrsg.), UNI-MED Verlag AG, Bremen, 2. Auflage, 2013,S. 87-95.

Kloke, Marianne, Anorexie, Kachexie, Nutrition und Hydration/Anorexie-Kachexie-Syndrom (AKS), in: Grundwissen Palliativmedizin–Begleitbuch zum Grundkurs Palliativmedizin, Kloke, Marianne/Reckinger, Klaus/Kloke, Otto (Hrsg.), Deutscher Ärzte-Verlag, Köln, 1. Auflage, 2009, S. 111-124.

Koordinierungskreis zur Qualitätssicherung in der Ernährungsberatung und Ernährungsbildung: Rahmenvereinbarung zur Qualitätssicherung in der Ernährungsberatung und Ernährungsbildung in Deutschland, in der Fassung vom 16.06.2014, erstmals veröffentlicht am 12.04.2005, unter: https://www.dge.de/fileadmin/public/doc/fb/14-06-16-KoKreis-EB-RV.pdf, S.1-20, (Zugriff am 16.11.2015).

Krainz, Ewald E.: Ende der Disziplinäre?, in: Transdisziplinarität in Forschung und Praxis: Chancen und Risiken partizipativer Prozesse, Krainz, Ewald E. (Hrsg.), VS Verlag für Sozialwissenschaften, Wiesbaden, 4. Auflage, 2009, S. 1-14.

Kwang, Ang Yee and Kandiah, Mirnalini: Objektive and subjektive nutritional assessment of patients with cancer in palliative care, in: American Journal of Hospice and Palliative Medicine, 27. Jg., 2010, Nr. 2, S. 117-126.

Langenbach, Renate, Bausewein, Claudia, Roller, Susanne: Gastrointestinale Symptome/Anorexie-Kachexie-Syndrom, in: Leitfaden Palliative Care, Bausewein, C./Roller, S./Voltz, R. (Hrsg.), Urban & Fischer Verlag, München, 4. Auflage, 2010, S. 404-406.

Leiner, D. J.: SoSci Survey (Version 2.5.00-i) [Computer software], 2014, Available at https://www.soscisurvey.de.

Leitlinienprogramm Onkologie (Deutsche Krebsgesellschaft, Deutsche Krebshilfe, AWMF): Palliativmedizin für Patienten mit einer nicht heilbaren Krebserkrankung, Langversion 1.1, 2015, AWMF-Registernummer: 128/001OL, unter: https://www.dgpalliativmedizin.de/images/stories/LL_Palliativmedizin_Langversi on_1_1.pdf, (Zugriff am: 15.10.2015).

Lohfert, C. und Kalmár, P.: Behandlungspfade: Erfahrungen, Erwartungen, Perspektiven, in: Internist, 47. Jg., 2006, Nr. 7, S. 676-683.

Löser, Christian: Ernährung am Lebensende – medizinische, ethische und juristische Grundsätze der palliativmedizinischen Ernährung, in: Aktuelle Ernährungsmedizin, 38. Jg., 2013, Nr. 1, S. 46-66.

Löser, Christian, Klinische Folgen, in: Unter- und Mangelernährung: Klinik – moderne Therapiestrategien – Budgetrelevanz, Löser, Christian (Hrsg.), Georg Thieme Verlag, Stuttgart, 1. Auflage, 2011, S. 42-49.

Löser, Christian, Jordan, Angela, Wegner, Ellen, Mangel- und Unterernährung-Strategien und Rezepte: Wieder zu Kräften kommen und zunehmen, Trias Verlag, Stuttgart, 1. Auflage, 2012.

Marienfeld, S., Wojzischke, J., Zeuzem, S. et al.: Erfassung krankheitsbedingter Mangelernährung und Abbildung der Nebendiagnose Mangelernährung im DRG-System, in: Aktuelle Ernährungsmedizin, 38. Jg, 2013, Nr. 1, S. 18-23.

Menche, Nicole (Hrsg.), Pflege heute: Lehrbuch für Pflegeberufe, Elsevier, Urban&FischerVerlag, München, 5. Auflage, 2011.

Meteling-Eeken, Marleen: Diätetik bei unter-/mangelernährten Patienten im Krankenhaus ist kosteneffektiv, in: Diät&Information, 2015, Nr. 5, S. 6-8.

Müller-Busch, H.C.: Ernährung am Lebensende – Ernährung und Ernährungstherapie unter palliativen Aspekten – ambulant und stationär, in: Zeitschrift für Palliativmedizin, 11. Jg, 2010, Nr. 6, S.292-303.

Müller, M.C., Uedelhofen, K.W., Wiedemann, U.C.: CEPTON-Studie: Mangelernährung in Deutschland. Erlangen: Bressler Druck, 2007, Zitat nach: http://www.cepton.de/cepton_bibliothek/download/Pressemitteilung-Studie-070621.pdf.

Norman, K., Pichard, C., Lochs, H., et al.: Prognostic impact of disease-related malnutrition, in: Clinical nutrition, 27. Jg., 2008, Nr. 1, S. 5-15.

Oberholzer, Rolf und Strasser, Florian, Tumorkachexie und Ernährung, in: Lehrbuch der Palliativmedizin, Aulbert, Eberhard/Nauck, Friedemann/Radbruch, Lukas (Hrsg.), Schattauer GmbH, Stuttgart, 3. Auflage, 2012, S. 301-322.

Oehmichen, F., Ballmer, P.E., Druml, C. et al.: Leitlinie der Deutschen Gesellschaft für Ernährungsmedizin (DGEM) Ethische und rechtliche Gesichtspunkte der Künstlichen Ernährung, in: Aktuelle Ernährungsmedizin, 38. Jg., 2013, S. 112-117.

o.V.: Palliativstationen in Bayern, unter: http://www.bhpv.de/fileadmin/user_upload/bhpv/pdf/palliativ/Palliativstationen_in _Bayern_Homepage.pdf, (letzter Zugriff: 08/2014).

§ 17b Abs. 1 Satz 15 Krankenhausfinanzierungsgesetz (KHG).

Pfister, David, Schutzfaktoren, in: Wie viel Tod verträgt das Team? Belastungs- und Schutzfaktoren in Hospizarbeit und Palliativmedizin, Müller, Monika/Pfister, David (Hrsg.), Vandenhoeck & Ruprecht GmbH & Co KG, 2014, S. 181-184.

Plauth, M.: Ernährung in der Palliativmedizin, in: Der Gastroenterologe, 6. Jg., 2011, Nr. 5, S. 380-386.

Potthast, Thomas, Epistemisch-moralische Hybride und das Problem interdisziplinärer Urteilbildung, in: Interdisziplinarität: Theorie, Praxis, Probleme, Jungert, M./Romfeld, E./Sukopp, T./Voigt,U. (Hrsg.), Wissenschaftliche Buchgesellschaft, Darmstadt, 2. Auflage, 2013, S. 173-191.

Prevost, V. and Grach, M.-C: Nutritional support and quality of life in cancer patients undergoing palliative care, in: European Journal of Cancer Care, 21. Jg., 2012, Nr. 5, S. 581-590.

Richardson, Rosemary and Davidson, Isobel, The contribution of the dietitian and nutritionist to palliative medicine, in: Oxford Textbook of Palliative Medicine, Cerny, Nathan/Fallon, Marie/Kaasa, Stein et al. (Hrsg.), Oxford, 5. Auflage, 2015, S. 191-196.

Richardson, R. and Davidson, I.: The contribution of the dietitian and nutritionist to palliative medicien, in: Oxford Textbook of palliative medicine, Hanks, G./Cherny, N.I./Christakis, N.A./Fallon, M./Kaasa, S./Portenoy, R.K., Oxford university press, New York, 4. Auflage, 2011, S. 222-226.

Schindler K., Pernicka, E., Laviano A. et al.: How nutritional risk is assessed and managed in European hospitals: a survey of 21,007 patients findings from the 2007–2008 cross-sectional nutritionDay survey, in: Clinical nutrition, 29. Jg., 2010, Nr. 5, S. 552-559.

Schmid, Ulrike, Grundlagen und Besonderheiten der palliativen Pflege/Essen und Trinken, in: Palliative Care-Handbuch für Pflege und Begleitung, **Kränzle,** Susanne/**Schmid,** Ulrike/**Seeger,** Christa (Hrsg.), Berlin/Heidelberg, 5. Auflage, 2014, S. 232-238.

SEO Economisch Onderzoek, Kok, L, Scholte, R, Koopmans C. Ondervoeding onderschat. [Malnutrition underestimated]. SEO-rapport nr. 2014-11. Amsterdam; SEO Economisch Onderzoek [Seo Econimic Research], 2014, 1-54. Unter: http://www.seo.nl. Zitat nach: **Metetling-Eeken, M., Beyer-Reiners, E. für den VDD:** Übersetzung der Zusammenfassung des niederländischen SEO-Berichtes. Der Wert der Diätetik bei unter/-mangelernährten Patienten im Krankenhaus, 2015, unter: http://www.vdd.de/fileadmin/downloads/D_l/D_lund_Fokus_2015/German_sum ma-ry_SEO_Der_Wert_der_Di%C3%A4tetik_bei_mangelern%C3%A4hrten_Patient en_29092015.pdf., S. 1-6, (Zugriff am 15.11.2015).

Shaw, Clare, Nutrition and palliative care, in: Nutrition and Cancer, Shaw, Clare (Hrsg.), Blackwell Publishing Ltd., West Sussex, UK, 2011, S.173-187.

Shaw, Clare and Eldridge, Lucy: Nutritional considerations for the palliative care patient, in: International Journal of Palliative Nursing, 21. Jg., 2015, Nr. 1, S. 7-15.

StChristoper´s: Dame Cicley Saunders – her life and work, unter: http://www.stchristophers.org.uk/about/damecicelysaunders, (Zugriff am 27.10.2015).

Sukopp, Thomas, Interdisziplinarität und Transdisziplinarität. Definitionen und Konzepte, in: Interdisziplinarität: Theorie, Praxis, Probleme, Jungert, M./Romfeld, E./Sukopp, T./Voigt, U. (Hrsg.), Wissenschaftliche Buchgesellschaft, Darmstadt, 2. Auflage, 2013, S. 13-29.

Temel, Jennifer S., Greer, Joseph A., Muzikansky, Alona et al.: Early palliative care for patients with metastatic non–small-cell lung cancer, in: New England Journal of Medicine, 363. Jg., 2010, Nr. 8, S. 733-742.

Uedelhofen, K.W. und Weimann, A.: Mangelernährung, ein Kostenfaktor im Gesundheitssystem? Die CEPTON-Studie. Krankheitsbedingte Mangelernährung–Eine Herausforderung für unser Gesundheitssystem, Pabst, Lengerich, 2010, S. 127-134.

Uster, A., Rühlin, M., Mey, S. et al.: Ernährung- und Bewegung als unterstützende Therapien bei Patienten mit metastasiertem Krebs: Interessen und Präferenzen, in: Aktuelle Ernährungsmedizin, 39. Jg., 2014, Nr. 3, S. P10.

Valentini, L., Volkert, D., Schütz, T.: Leitlinie der Deutschen Gesellschaft für Ernährungsmedizin (DGEM) DGEM-Terminologie in der klinischen Ernährung, in: Aktuelle Ernährungsmedizin, 38. Jg., 2013, Nr. 2, S. 97-111.

Vollmer, Gerhard, Interdisziplinarität-unerlässlich, aber leider unmöglich?, in: Interdisziplinarität: Theorie, Praxis, Probleme, Jungert, M./Romfeld, E./Sukopp, T./Voigt,U. (Hrsg.), Wissenschaftliche Buchgesellschaft, Darmstadt, 2. Auflage, 2013, S. 47-75.

von Grundherr zu Altenthan und Weyerhaus, Julia: Konsultation von Diätassistentinnen im Krankenhaus, in: NUTRITON-NEWS-Forum für klinische Ernährung und Infusionstherapie und Diätetik, 12. Jg., 2015, Nr. 4, S. 17-19.

von Stösser, Adelheid, Der Einfluss von Pflegestandards auf die heutige Situation in der Krankenpflege, in: Pflegestandards: Erneuerung der Pflege durch Veränderung der Standards, Stösser, Adelheid (Hrsg.), Springer-Verlag, Berlin Heidelberg New York, 1994, 3. Auflage, S. 1-11.

Watson, Max; Rodgers, Alison: Nutrition and palliative care, in: InnovAiT: Education and inspiration for general practice, 2015, S. 1755738015581027, S. 1-6.

Weissenberger-Leduc, M., Frühwald, T.: Zu Fragen der Ernährung am Lebensende – unter besonderer Berücksichtigung ethischer Aspekte, in: Aktuelle Ernährungsmedizin, 38. Jg., 2013, Nr. 5, S. 353-361.

Werni-Kourik, Michaela, Likar, Rudolf, Strohscheer, Imke, et al., Ernährung und Flüssigkeitszufuhr bei Karzinompatienten am Lebensende, in: Palliativmedizin-Lehrbuch für Ärzte, psychosoziale Berufe und Pflegepersonen, UNI-MED Verlag AG, Bremen, 2. Auflage, 2013, S. 181-184.

World Health Organization, Pain relief and Palliative Care/WHO definition of palliative care, in: National cancer control programmes: policies and managerial guidelines, World Health Organization (Hrsg.), Geneva, 2. Auflage, 2002, S. 83-91.

Anlagen

Anlage 1: Online-Fragebogen für Pflegestationsleitungen (Variablenübersicht)

Vorschau | [standard] [barrierefrei]

Variablenansicht

Die Variablenansicht zeigt alle Seiten des Fragebogens sowie die zugeordneten Variablen und Antwortcodes. Bitte beachten Sie, dass Filter und Platzhalter nicht korrekt wiedergegeben werden.

Für eine Übersicht aller Variablen im Befragungsprojekt verwenden Sie bitte die **Variablen-Übersicht**. Diese finden Sie in der Projektverwaltung im Menü auf der linken Seite.

▣ Korrekturfahne   ▣ Druckansicht   [PHP-Code ausblenden]

Seite 01

1. Bei unserer Palliativstation handelt es sich um eine: [IS01]

◯ Universitäre Palliativstation

◯ Nicht-universitäre Palliativstation

> **IS01 Institutionsart**
> 1 = Universitäre Palliativstation
> 2 = Nicht-universitäre Palliativstation
> -9 = nicht beantwortet

2. Wie viele Palliativbetten haben Sie auf Ihrer Station / Bettenzahl? [IS02]

> **IS02_01 [01]**
> Offene Eingabe (Ganze Zahl)

3. Angaben zur Statistik: [ST01]

Wie viele Patienten in % versterben durchschnittlich auf Ihrer Palliativstation?

Wie viele Patienten in % werden durchschnittlich (in den häuslichen Bereich oder in andere Einrichtungen) entlassen?

> **ST01_01 Wie viele Patienten in % versterben durchschnittlich auf Ihrer Palliativstation?**

> **ST01_02** Wie viele Patienten in % werden durchschnittlich (in den
> häuslichen Bereich oder in andere Einrichtungen) entlassen?
> Offene Eingabe (Ganze Zahl)
> **ST01_03 [03]**
> Offene Texteingabe

Seite 02

4. Verfügbare Ernährungsfachkräfte auf Palliativstation:

Sind Ernährungsfachkräfte (z.B. Diätassistenten, Ökotrophologen) auf Ihrer Station für die Beratung und Betreuung eingebunden? Wenn ja, welches Anstellungsverhältnis haben diese? [EF04]

Mitarbeiter rein zur Essensbestellung zählen nicht dazu.

○ Nein.

○ Ja, wir haben eine Ernährungsfachkraft fest angestellt auf Station.

○ Ja, wir können Ernährungsfachkräfte intern konsiliarisch anfordern.

○ Ja, wir haben eine Kooperation mit einer selbstständigen Ernährungsfachkraft.

> **EF04 EZ**
> 1 = Nein.
> 2 = Ja, wir haben eine Ernährungsfachkraft fest angestellt auf Station.
> 3 = Ja, wir können Ernährungsfachkräfte intern konsiliarisch anfordern.
> 4 = Ja, wir haben eine Kooperation mit einer selbstständigen Ernährungsfachkraft.
> -9 = nicht beantwortet

Seite 03

PHP-Code

```
if (value ('EF04') ==1) goToPage ('Ern');
```

PHP-Code

```
if (value ('EF04') ==2) goToPage ('ber');
```

PHP-Code

```
if (value ('EF04') ==3) goToPage ('be');
```

PHP-Code

```
if (value ('EF04') ==4) goToPage ('be');
```

Seite 04
ber

5. Welche Berufsbezeichnung hat die auf Station fest angestellte Ernährungsfachkraft? [EF02]

○ Berufsbezeichnung nicht bekannt

○ Diätassistent/in

○ Okotrophologe/in

○ Ernährungswissenschafter/in

○ Hauswirtschaftler/in

○ Krankenschwester/pfleger mit Zusatzqualifikation/fortbildung Ernahrung

○ Sonstige

```
EF02 Berufsbezeichnung
   8 = Berufsbezeichnung nicht bekannt
   1 = Diätassistent/in
   2 = Okotrophologe/in
   3 = Ernährungswissenschafter/in
   4 = Hauswirtschaftler/in
   5 = Krankenschwester/pfleger mit Zusatzqualifikation/fortbildung Ernahrung
   6 = Sonstige
  -9 = nicht beantwortet
EF02_06 Sonstige
   Offene Texteingabe
```

6. Welchen Stundenumfang beträgt die Arbeit der auf Station fest angestellten Ernährungsfachkraft? [EF03]

○ ca. 5 Stunden/Woche

○ ca. 10 Stunden/Woche

○ ca. 20 Stunden/Woche

○ ca. 30 Stunden/Woche

○ ca. 40 Stunden/Woche

○ Sonstiges:

```
EF03 Stundenumfang
   1 = ca. 5 Stunden/Woche
   2 = ca. 10 Stunden/Woche
   3 = ca. 20 Stunden/Woche
   4 = ca. 30 Stunden/Woche
   5 = ca. 40 Stunden/Woche
   7 = Sonstiges
  -9 = nicht beantwortet
EF03_07 Sonstiges
   Offene Texteingabe
```

Seite 05
be

7. Wie viele Ernährungsberatungen (Ernährungsberatung z.B. bei Appetitmangel oder Therapiepläne künstliche Ernährung oder Organisation der HomeCare-Versorgung) werden von der Ernährungsfachkraft durchgeführt? [AB01]

Erst- und Folgeberatungen. Kurze Verlaufskontrollen von ca. 10 Minuten zählen nicht dazu; auch nicht die täglichen Essensbestellungen.

[Bitte auswählen]

AB01 Anzahl Betreuungen
1 = keine
2 = weis nicht
3 = 1-3 im Monat
4 = 1-2 pro Woche
5 = 3-4 pro Woche
6 = 5-6 pro Woche
7 = > 7 pro Woche
9 = nicht beantwortet

8. Welche Aufgaben hat die Ernährungsfachkraft (fest angestellt auf der Station, konsiliarisch angefordert oder auf selbstständiger Basis)? [AF01]

Mehrfachnennung und Ergänzung möglich.

☐ Ernährungsberatung (z.B. bei Appetitmangel)

☐ Erstellung enteraler und parenteraler Therapiepläne

☐ Organisation der Home-Care Versorgung (d.h. künstliche Ernährung für zu Hause)

☐ Regelmäßige Zubereitung von Speisen

☐ Aufnahme der Essenswünsche / Essensbestellung

☐ Erstellung und Umsetzung von Ernährungskonzepten

☐ Vorträge

☐ Lehre (z.B. Diätschüler im Praktikum)

☐ Forschung

☐ Projektarbeit

☐

☐

☐

AF01_02 Ernährungsberatung (z.B. bei Appetitmangel)
AF01_03 Erstellung enteraler und parenteraler Therapiepläne
AF01_04 Organisation der Home-Care Versorgung (d.h. künstliche Ernährung für zu Hause)
AF01_05 Regelmäßige Zubereitung von Speisen
AF01_06 Aufnahme der Essenswünsche / Essensbestellung
AF01_07 Erstellung und Umsetzung von Ernährungskonzepten
AF01_08 Vorträge
AF01_09 Lehre (z.B. Diätschüler im Praktikum)
AF01_10 Forschung

AF01_11 Projektarbeit
AF01_12 [Keine Beschreibung] 12
AF01_13 [Keine Beschreibung] 13
AF01_14 [Keine Beschreibung] 14
  1 = nicht gewählt
  2 = ausgewählt
AF01_12a [Keine Beschreibung] 12 (offene Eingabe)
AF01_13a [Keine Beschreibung] 13 (offene Eingabe)
AF01_14a [Keine Beschreibung] 14 (offene Eingabe)
  Offene Texteingabe

Seite 06
Ern

9. Haben Sie ein spezielles Ernährungskonzept/-standards für Ihre Palliativpatienten?

[EZ01]   z.B. kleine Portionen, spezielle Energiedrinks, Bedarf parenteraler Ernährung,

○ Nein

○ Ja, schriftlich festgehalten

○ Ja, nicht schriftlich festgehalten

EZ01 Ernährungskonzept
  1 = Nein
  2 = Ja, schriftlich festgehalten
  3 = Ja, nicht schriftlich festgehalten
  -9 = nicht beantwortet

Seite 07

10. Folgende Berufsgruppen sind in unserem Team neben Ärzten, Pflegekräften und dem Servicepersonal vorhanden: [PR01]

Mehrfachnennung und Ergänzung möglich.

☐ Psychologen

☐ Seelsorger

☐ Physiotherapeuten

☐ Kunsttherapeuten

☐ Musiktherapeuten

☐ Atemtherapeuten

☐ Sozialarbeiter

☐ ehrenamtliche Hospizhelfer

☐ Ernährungsfachkräfte

☐

☐

☐

```
PR01_01 Psychologen
PR01_02 Seelsorger
PR01_03 Physiotherapeuten
PR01_04 Kunsttherapeuten
PR01_05 Musiktherapeuten
PR01_06 Atemtherapeuten
PR01_07 Sozialarbeiter
PR01_08 ehrenamtliche Hospizhelfer
PR01_09 Ernährungsfachkrafte
PR01_10 [Keine Beschreibung] 10
PR01_11 [Keine Beschreibung] 11
PR01_12 [Keine Beschreibung] 12
    1 = nicht gewählt
    2 = ausgewählt
PR01_10a [Keine Beschreibung] 10 (offene Eingabe)
PR01_11a [Keine Beschreibung] 11 (offene Eingabe)
PR01_12a [Keine Beschreibung] 12 (offene Eingabe)
    Offene Texteingabe
```

Seite 08

11. Für unsere Station halten wir den Einbezug einer Ernährungsfachkraft z.B. zur Beratung von Patienten und Angehörigen, für konzeptionelle Ideen, etc. für: [SF01]

Dies ist unabhängig davon, ob eine Ernährungsfachkraft vorhanden ist oder nicht. Es zählt die generelle Einstellung. Hinweis: Einbezug kann durch ein Fachkraft sein, die konsiliarisch angefordert wurde, fest auf Station ist oder auf selbsständiger Basis arbeitet.

◯ sehr sinnvoll

◯ sinnvoll

◯ weniger sinnvoll

◯ überflüssig

```
SF01 Subjektive Relevanz
    1 = sehr sinnvoll
    2 = sinnvoll
    3 = weniger sinnvoll
    4 = überflüssig
    -9 = nicht beantwortet
```

Seite 09

PHP-Code

```
if (value ('SF01') ==3) goToPage ('Nira');
```

87

PHP-Code
```
if (value ('SF01') ==4) goToPage ('Nire');
```

PHP-Code
```
if (value ('SF01') ==1) goToPage ('anm');
```

PHP-Code
```
if (value ('SF01') ==2) goToPage ('anm');
```

Seite 10
Nire

12. Warum finden Sie den Einbezug einer Ernährungsfachkraft weniger sinnvoll oder sogar überflüssig? Bitte geben Sie eine Begründung an. [SF02]

Mehrfachnennung und Ergänzung möglich.

☐ fast nur Patienten mit Sterbebegleitung auf Station

☐ sehe keinen/nicht den Nutzen für Patienten (nicht in der Sterbephase befindlich)

☐

☐

☐

```
SF02_02 fast nur Patienten mit Sterbebegleitung auf Station
SF02_04 sehe keinen/nicht den Nutzen für Patienten (nicht in der
          Sterbephase befindlich)
SF02_05 [Keine Beschreibung] 05
SF02_06 [Keine Beschreibung] 06
SF02_07 [Keine Beschreibung] 07
   1 = nicht gewählt
   2 = ausgewählt
SF02_05a [Keine Beschreibung] 05 (offene Eingabe)
SF02_06a [Keine Beschreibung] 06 (offene Eingabe)
SF02_07a [Keine Beschreibung] 07 (offene Eingabe)
   Offene Texteingabe
```

Seite 11
anm

13. Hier haben Sie Platz für Anmerkungen (falls vorhanden): [AM01]

| AM01_01 [01] |
| Offene Texteingabe |

Letzte Seite

Vielen Dank für Ihre Teilnahme!

Wir möchten uns ganz herzlich für Ihre Mithilfe bedanken.

Mit freundlichen Grüßen Sandra Albert Interdisziplinäres Zentrum für Palliativmedizin am Universitätsklinikum Würzburg

Ihre Antworten wurden gespeichert, Sie können das Browser-Fenster nun schließen.

Sandra Albert, Interdisziplinäres Zentrum für Palliativmedizin am Universitätsklinikum Würzburg, Diploma Private Hochschulgesellschaft

Anlage 2: Patientenfragebogen Umfrage

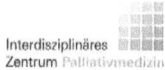

Abschließende Patientenbefragung zum Thema Ernährung

Ihre Meinung ist uns wichtig!

Liebe Patientin, lieber Patient,

liebe Angehörigen,

wir möchten Sie bitten, abschließend Ihre Meinung zur Qualität der Essensversorgung und -betreuung zu äußern.
Unser Ziel ist es, uns stetig weiterzuentwickeln und so einen guten Standard zu erhalten und in Zukunft richtige Entscheidungen zu treffen, die dazu führen, die Zufriedenheit unserer Patienten zu erhöhen.

Bitte beantworten Sie alle Fragen offen und spontan. Die Beantwortung erfolgt durch einfaches Ankreuzen in dem für Sie zutreffenden Kästchen. Am Ende des Fragenbogens haben Sie die Möglichkeit weitere Anregungen aufzuschreiben. Bitte geben Sie dabei unbedingt an, ob Sie den Bogen selbst beantworten oder die Bewertung als Begleitperson durchführen.

Bitte legen Sie Ihren ausgefüllten Fragebogen zurück in den Umschlag und geben Sie diesen beim Stützpunkt ab. Dort werden alle Bögen gesammelt und nach einiger Zeit ausgewertet. Ihre Antworten werden selbstverständlich vertraulich behandelt und anonym ausgewertet, d.h. ein Rückschluss auf Sie ist damit ausgeschlossen.

Für Ihre Unterstützung bedanken wir uns bereits im Voraus.

Allgemeine Angaben:

Alter: _____   Geschlecht: ☐ weiblich   ☐ männlich
Ich bin hier als / Bewertung durchgeführt von: ☐ Patient(in) ☐ Begleitperson

---

Fragen zur Essensversorgung:

Ich wurde versorgt mit:
☐ Normalkost ☐ Diätkost ☐ passierter Kost ☐ ich kann nichts essen / nur künstlicher Ernährung

---

Wie wurden Ihre Essenswünsche aufgenommen?
☐ Persönliche Befragung ☐ auf ausgedrucktem Speiseplan selbst ankreuzen   ☐ gar nicht

---

Haben Sie zu den Hauptmahlzeiten das bekommen, was Sie bestellt hatten?
☐ immer   ☐ oft   ☐ selten   ☐ nie

Waren die Mahlzeiten ausreichend temperiert?
☐ immer   ☐ oft   ☐ selten   ☐ nie

Wie empfanden Sie die angebotene Portionsgröße?
☐ Portion zu groß   ☐ genau richtig   ☐ zu klein

Wie zufrieden bzw. unzufrieden waren Sie

- mit den Informationen zum Essensangebot und Essensversorgung (Speiseplan, Flyer, persönliche Betreuung)?
  ☐ sehr zufrieden   ☐ zufrieden   ☐ unzufrieden   ☐ sehr unzufrieden

- mit dem Essensangebot?
  ☐ sehr zufrieden   ☐ zufrieden   ☐ unzufrieden   ☐ sehr unzufrieden

- mit der optischen Darreichung der Speisen (schön / weniger schön angerichtet)?
  ☐ sehr zufrieden   ☐ zufrieden   ☐ unzufrieden   ☐ sehr unzufrieden

- mit der Arbeit des Servicepersonals der Essensverteilung?
  ☐ sehr zufrieden   ☐ zufrieden   ☐ unzufrieden   ☐ sehr unzufrieden

- ☐ ☐ ☐ ☐

- ☐ ☐ ☐ ☐

☐ ☐ ☐ ☐ ☐

Der Genuss am Essen ist während des stationären Aufenthaltes:
☐ gestiegen   ☐ gleich geblieben   ☐ gesunken

Fragen zur ernährungstherapeutischen Betreuung:
Wie wichtig finden Sie die Möglichkeit einer ernährungstherapeutischen Betreuung auf Station (z.B. bei Ernährungsproblemen)?   ☐ wichtig   ☐ eher wichtig   ☐ eher unwichtig   ☐ unwichtig

Wurden Sie auf der Station ernährungstherapeutisch (durch eine Diätassistentin) betreut und beraten?
☐ Nein   ☐ Ja

Bei Ja: Wie zufrieden bzw. unzufrieden waren Sie mit der Beratung oder Betreuung?
☐ sehr zufrieden   ☐ zufrieden   ☐ unzufrieden   ☐ sehr unzufrieden

Wenn Sie eine Beratung zu einem gewissen Problem hatten: Wie hilfreich empfanden Sie diese?
☐ sehr hilfreich   ☐ hilfreich   ☐ wenig hilfreich   ☐ nicht hilfreich

Platz für Anmerkungen:_____

Meinen Sie, dass Sie von zusätzlichen ernährungstherapeutischen Angeboten profitieren würden?
☐ ja   ☐ ein bisschen   ☐ nein

Platz für Verbesserungsvorschläge / Anregungen / Lob:

Vielen Dank für Ihre Mitarbeit!

Anlage 3: Flyer Interdisziplinäres Zentrum Palliativmedizin am UK Würzburg

Universitätsklinikum Würzburg

Interdisziplinäres Zentrum
Palliativmedizin

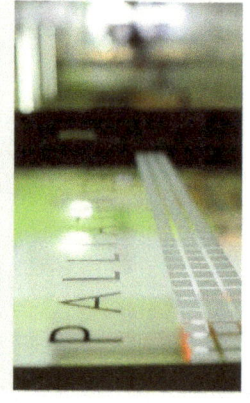

Universitätsklinikum Würzburg
Josef-Schneider-Straße 2, 97080 Würzburg
Leitung: PD Dr. med. Birgitt van Oorschot

Interdisziplinäres
Zentrum Palliativmedizin

Was bedeutet Palliativmedizinische Versorgung?

▲ Interdisziplinäre und multiprofessionelle Betreuung und Begleitung von Patienten und deren Angehörigen, die mit einer lebensbedrohlichen Erkrankung konfrontiert sind, durch speziell für diese Situation geschultes und qualifiziertes Personal

▲ frühzeitiges Erkennen, Einschätzen und Behandeln von körperlichen Beschwerden und psychischen, sozialen oder spirituellen Belastungen

▲ eine ganzheitliche Betreuung des Betroffenen und dessen Angehörigen für ein selbstbestimmtes und beschwerdearmes Leben bis zuletzt

▲ Beratung zur Erstellung von Vorsorgedokumenten (z.B. Patientenverfügung, einer Vorsorgevollmacht oder eines Notfallplans für Krisen bei schwerer Krankheit)

Was sind die Ziele der Palliativmedizinischen Versorgung?

▲ Linderung belastender körperlicher Symptome oder psychosozialer Belastungen

▲ Hilfe bei Auseinandersetzung mit der Erkrankung

▲ Unterstützung bei Behandlungsentscheidungen und der Festlegung von Therapiezielen

▲ Informationen zu heimatnahen palliativen Versorgungsmöglichkeiten

▲ Praktische Unterstützung bei der Organisation einer weiteren, angemessenen medizinischen und pflegerischen Betreuung (zu Hause oder in einer weiterversorgenden Einrichtung)

Wie können Sie uns unterstützen?

Spendenkonto:
Förderverein der Palliativstation
Deutsche Bank (BIC: DEUTDEDB790)
IBAN: DE26 7907 0024 0033 1983 01

Durch Ihre Spende werden verschiedene Angebote auf der Palliativstation und im Palliativmedizinischen Dienst finanziert, wie z.B. Musik-/Maler-/Kunsttherapie.

Spendenquittungen erhalten Sie auf Nachfrage über Tel. 0931/201-28960

Lageplan

Besuchen Sie unsere Homepage:
www.palliativmedizin.ukw.de

92

Palliativmedizinischer Dienst (PMD)

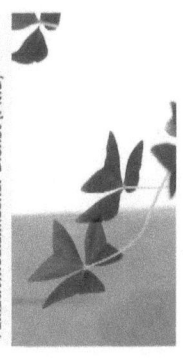

Der Palliativmedizinische Dienst ist ein spezialisiertes Angebot zur Unterstützung und begleitenden Mitbehandlung von Patienten während des (teil-)stationären Aufenthaltes im Universitätsklinikum mit dem Ziel der Verbesserung der Lebensqualität. Die Einbeziehung des Palliativmedizinischen Dienstes ist zu jedem Zeitpunkt einer Erkrankung – auch parallel zu einer Chemo-/Strahlentherapie – möglich.

Leistungsspektrum:
- Beratung und Behandlung von Symptomen
- Ressourcenorientierte Unterstützung von Patienten und Angehörigen
- Vorausschauende Versorgungsplanung incl. Beratung z. B. Patientenverfügung
- Koordination bzw. Organisation der Palliativversorgung
- Mitbegleitung in der Sterbephase

Der Palliativmedizinische Dienst besucht Sie auf allen Stationen im (teil-)stationären Bereich des Universitätsklinikums.

Kontaktaufnahme und Terminvereinbarung:
Tel. 0931/201-28860

Bei (teil-)stationären Patienten: Anforderung über SAP-Konsil durch den behandelnden Arzt.

Palliativstation

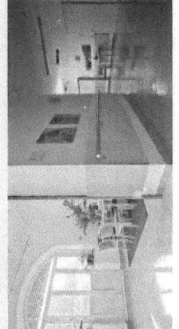

Die Palliativstation ist ein spezialisiertes Angebot für Patienten mit Beschwerden und Belastungen, deren ganzheitliche und multiprofessionelle Behandlung im Rahmen eines stationären Krankenhausaufenthaltes notwendig ist.

Besichtigungen der Station sind nach Terminabsprache gerne möglich.

Aufnahmeindikationen:
- Komplexe Symptom- oder Problembelastung
- Komplexe medizinische oder pflegerische Versorgung
- Unsicherheit bzgl. des Therapieziels
- Überforderung oder Unsicherheit in der häuslichen Versorgung

Die Palliativstation mit 10 Betten (Einzelzimmern) befindet sich im Altgelände des Universitätsklinikums im **Haus D20, Ebene 0.**

Kontaktaufnahme und Bettenanfrage:
Tel. 0931/201-28660

Einweisung durch den Hausarzt oder bei stationären Patienten unter Einbezug des PMD.

Palliativambulanz

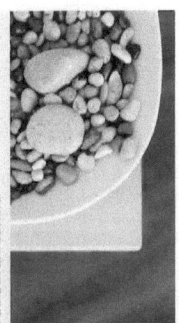

Die Palliativambulanz ist ein spezialisiertes Angebot für Patienten, die nicht stationär am Klinikum behandelt werden, aber dennoch Bedarf an einer palliativmedizinischen Beratung haben oder einer Behandlung von Symptomen bedürfen.

Leistungsspektrum:
- Beratung und Behandlung von Symptomen
- Ressourcenorientierte Unterstützung von Patienten und Angehörigen
- Vorausschauende Versorgungsplanung incl. Beratung z. B. Patientenverfügung
- Koordination bzw. Organisation der Palliativversorgung
- Ascitespunktionen, Infusionen, i.v.-Symptomeinstellung (Tagesklinik Strahlentherapie)

Bei der Terminvereinbarung werden Ihnen die Räumlichkeiten zur ambulanten Beratung bzw. Behandlung mitgeteilt.

Kontaktaufnahme und Terminvereinbarung:
Tel. 0931/201-28360

Überweisung erforderlich, bei Zuweisung von extern: aktuelle Arztbriefe und Medikamentenplan mitbringen

Anlage 4: Stufen der "letzten Lebensphase" nach Palliativstation UK Würzburg

Patientengruppe	Krankheitsstadium	Phase	Behandlungsziel
Palliativ-Therapiephase (PTP) ÜLZ: Wochen bis Monate/Jahre)	Erkrankung unheilbar, oft noch Therapieoptionen vorhanden, Pat aktuell zu schwach / geschwächt durch Therapienebenwirkungen / lehnt ab / ...	Stabil instabil	Kräftigung (durch Entschleunigung, Symptomlinderung, rehabilitative u. psychosoziale Maßnahmen) Wiedererlangung Therapiefähigkeit Zugewinn Lebenszeit Komplikationen vermeiden / wenn indiziert: behandeln wenn Ziele unerreichbar: Therapiezieländerung
Palliative Care Phase, (PCP) ÜLZ: Tage bis Wochen/Monate	Symptome durch fortschreitende Grunderkrankung, (realistisch:) keine tumorspezifische Optionen	Stabil Instabil verschlechternd	Lebensqualität, Belastungen minimieren (Diagnostik, prophylakt. Maßnahmen Medikamente, ...) Behandlung belastender Symptome Sterben zulassen
Sterbephase*, (SP) ÜLZ: letzte 3-7 Tage des Lebens	Sterbephase	Verschlechternd Sterbend	Symptomlinderung, Begleitung Sterben zulassen

*Surprise-Frage: „Wären Sie überrascht, wenn Ihr Patient in den nächsten 3-7 Tagen versterben würde?" (S3-Leitline Palliativmedizin, 2015)

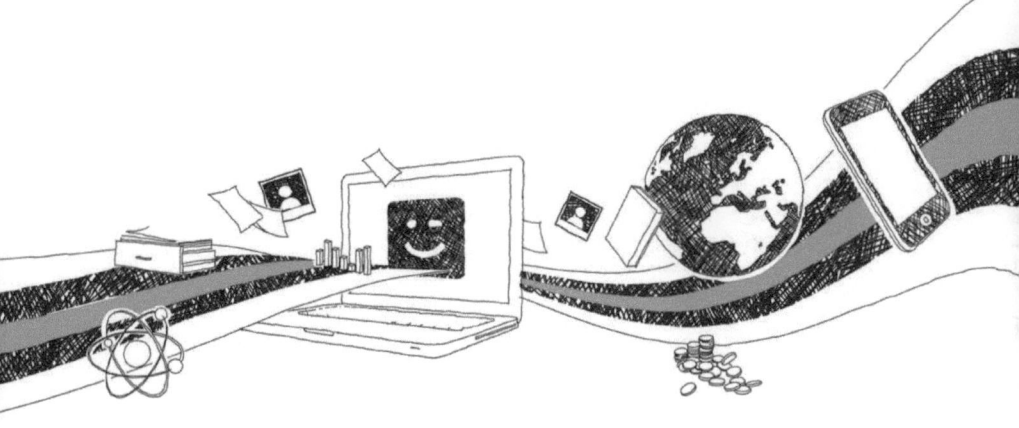
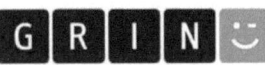